ISBN-13: 978-1979527149
ISBN:1979527148

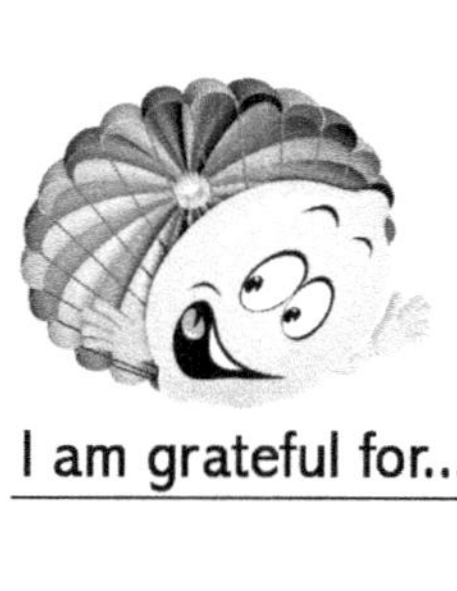

Date:__/__/20__

I am grateful for...

Date:__/__/20__

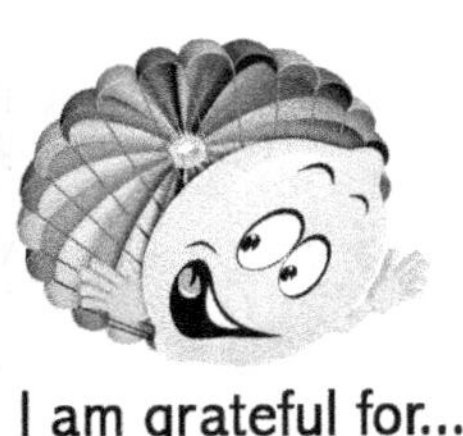

Date:__/__/20__

I am grateful for...

Date:__/__/20__

I am grateful for...

I am grateful for...

DATE:__/__/20__

I am grateful for...

DATE:__/__/20__

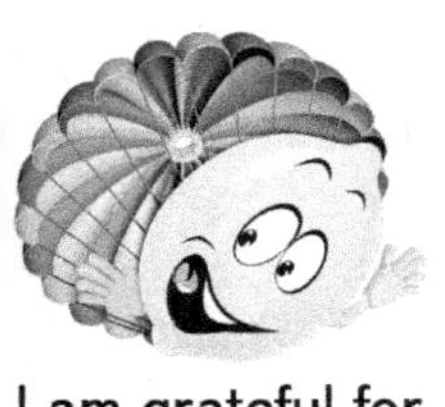

DATE:__/__/20__

I am grateful for...

DATE:__/__/20__

I am grateful for...

I am grateful for...

I am grateful for...

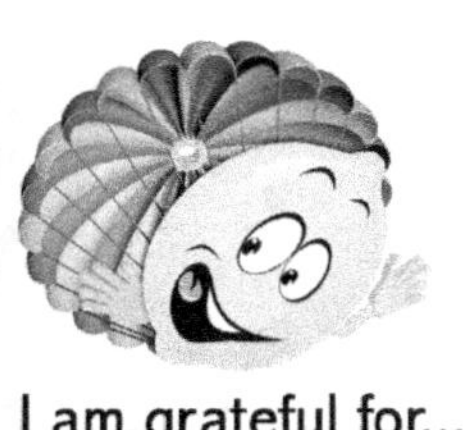

I am grateful for...

DATE:__/__/20__

I am grateful for...

DATE:__/__/20__

I am grateful for...

DATE:__/__/20__

I am grateful for...

DATE:__/__/20__

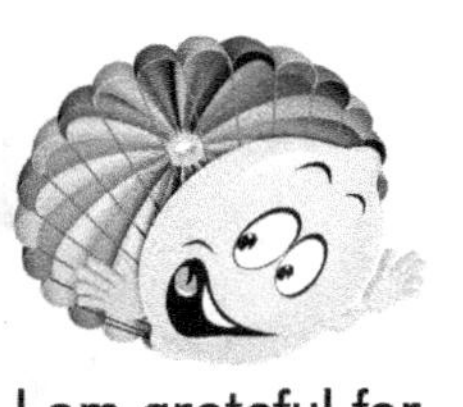

DATE:__/__/20__

I am grateful for...

DATE:__/__/20__

I am grateful for...

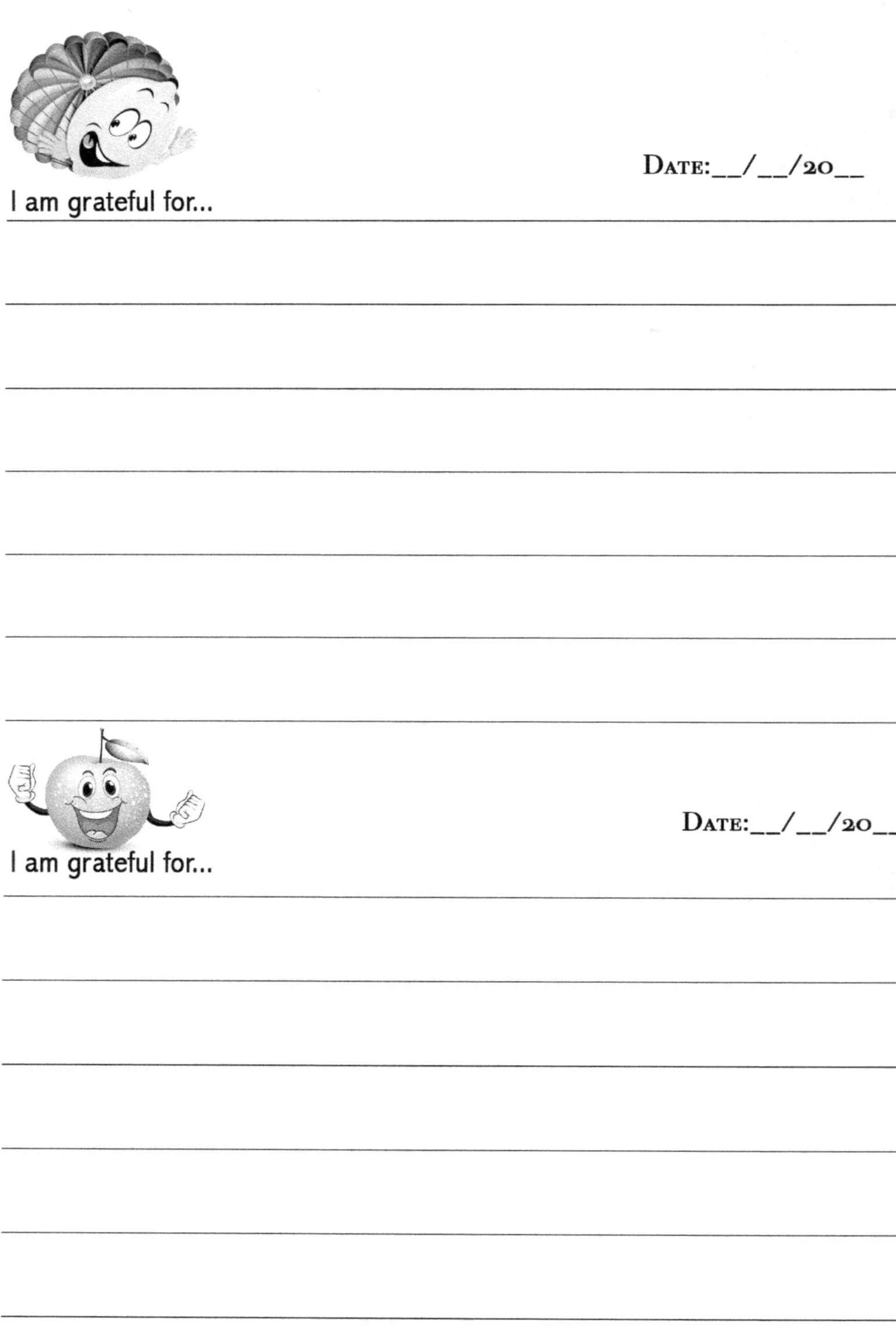

I am grateful for...

I am grateful for...

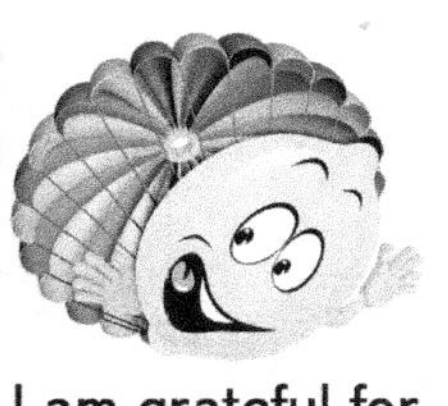

I am grateful for...

I am grateful for...

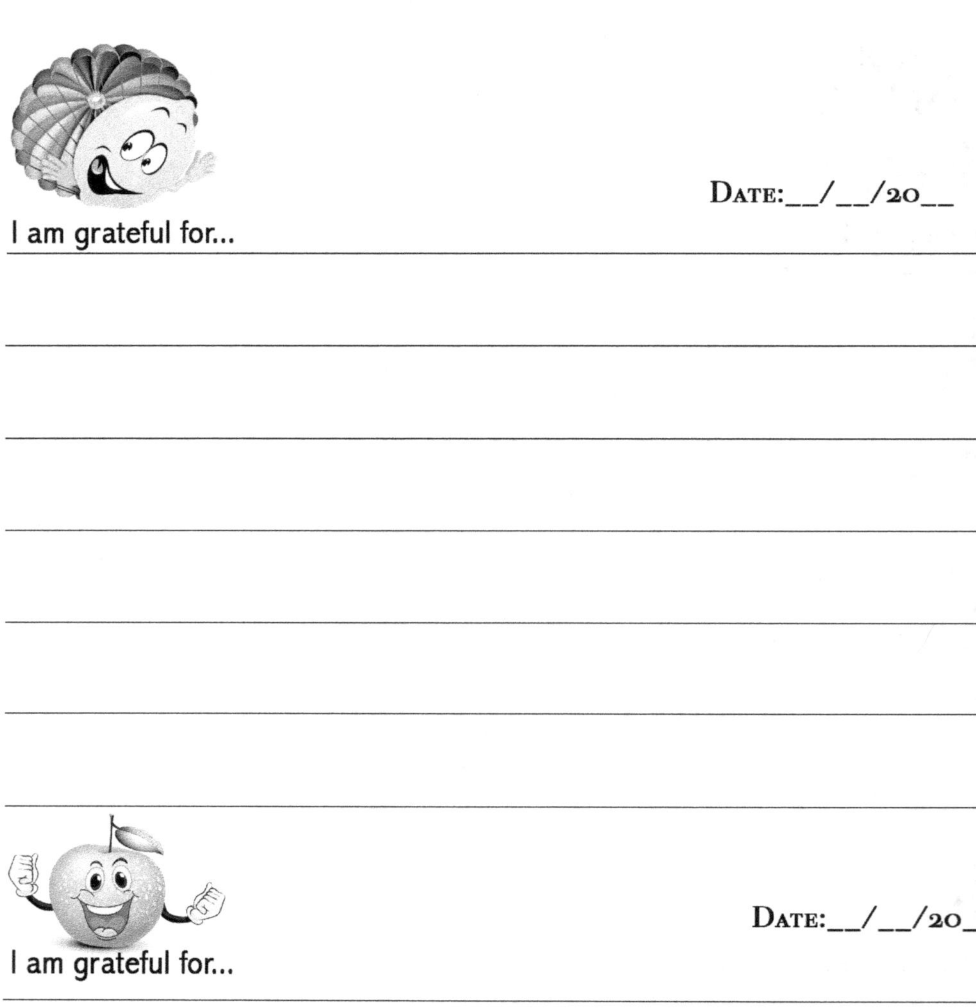

I am grateful for...

DATE:__/__/20__

I am grateful for...

DATE:__/__/20__

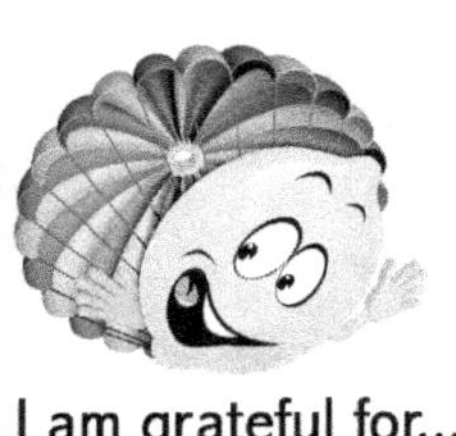

I am grateful for...

Date:__/__/20__

I am grateful for...

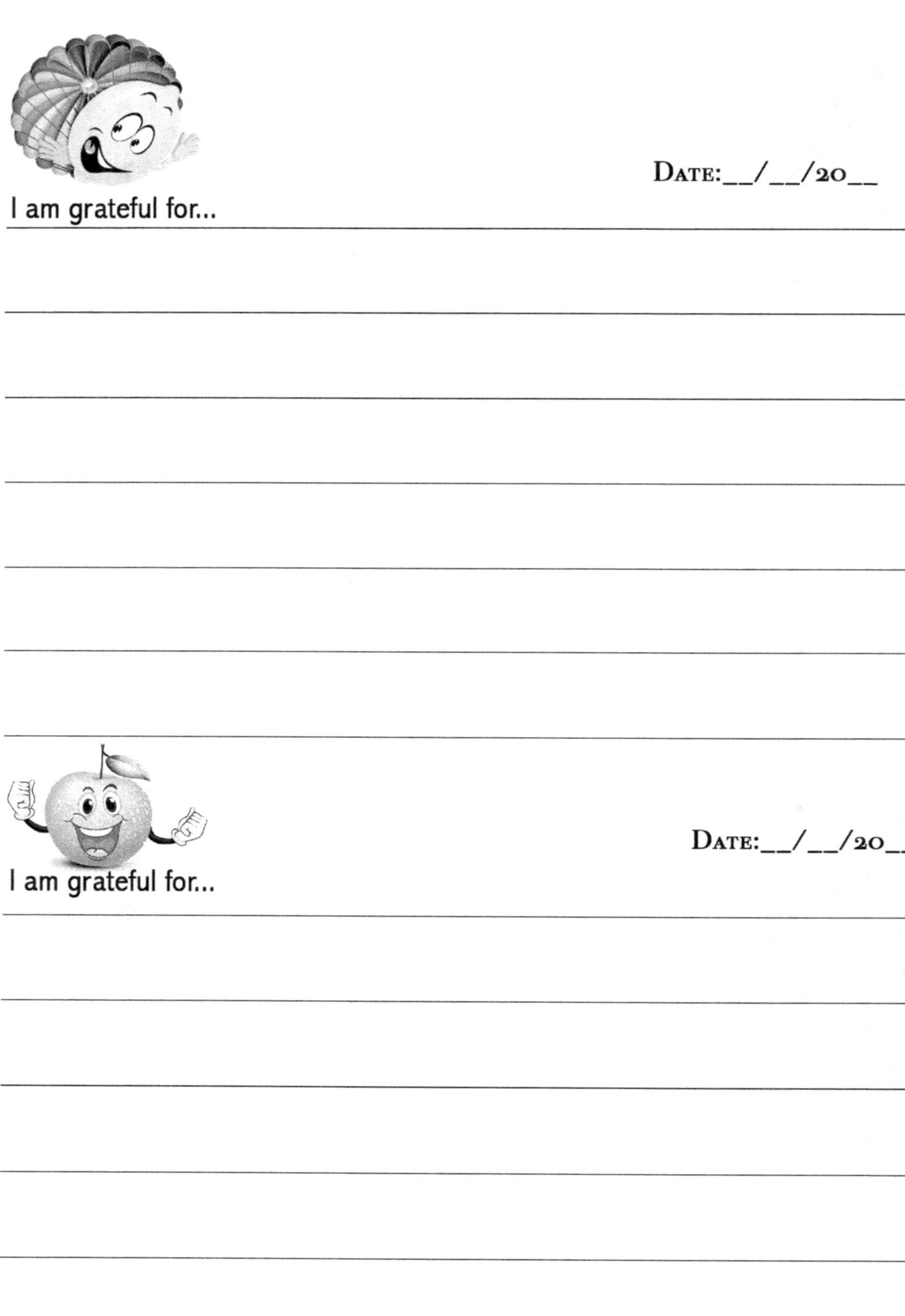

I am grateful for...
Date:__/__/20__
I am grateful for...
Date:__/__/20__

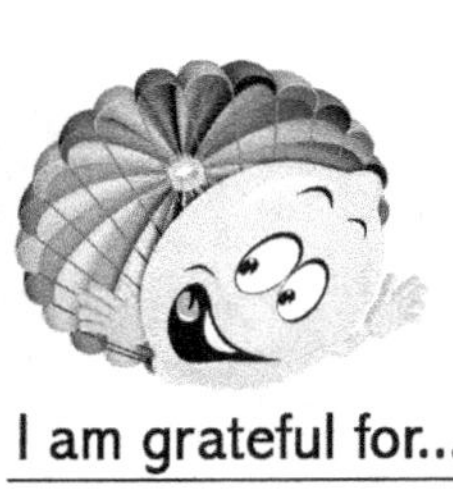

I am grateful for...

Date:__/__/20__

I am grateful for...

Date:__/__/20__

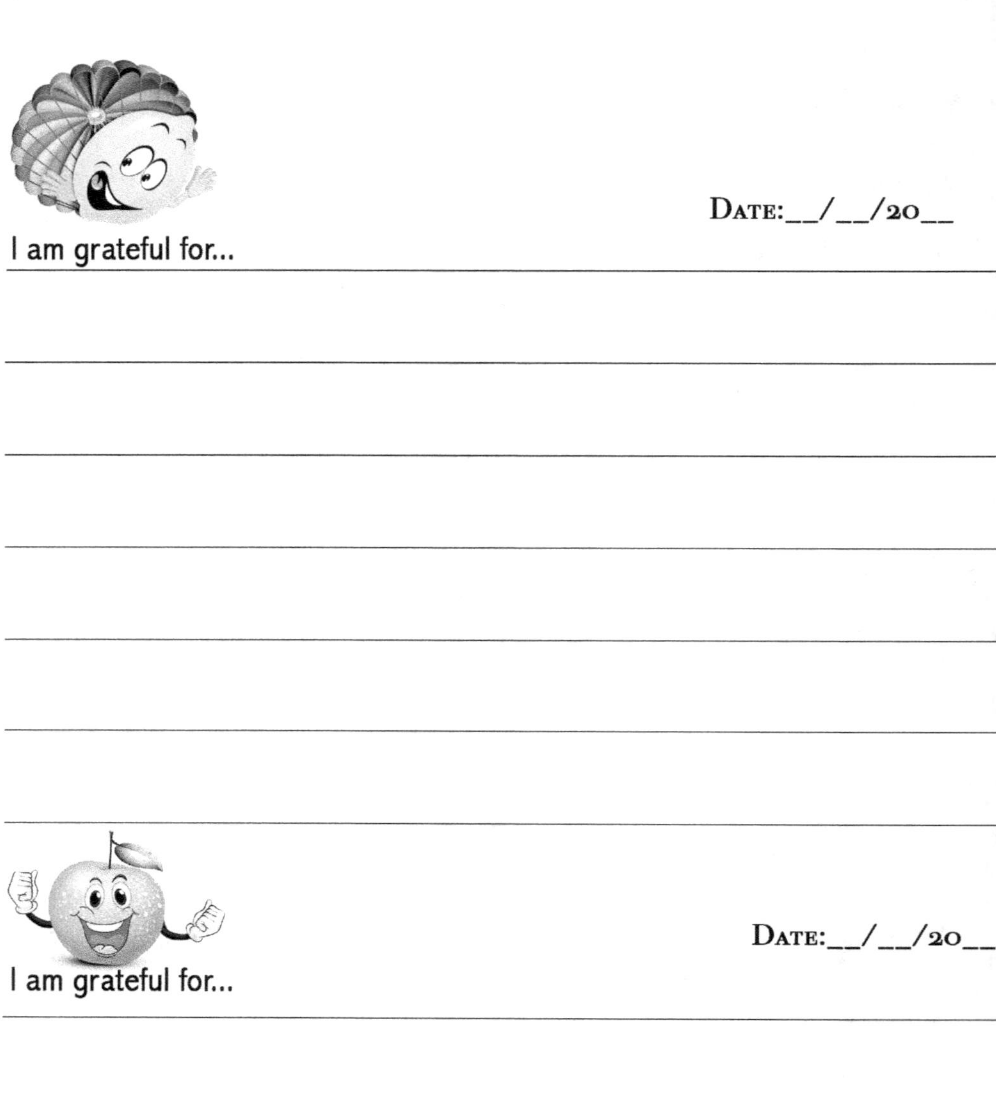

DATE:__/__/20__

I am grateful for...

DATE:__/__/20__

I am grateful for...

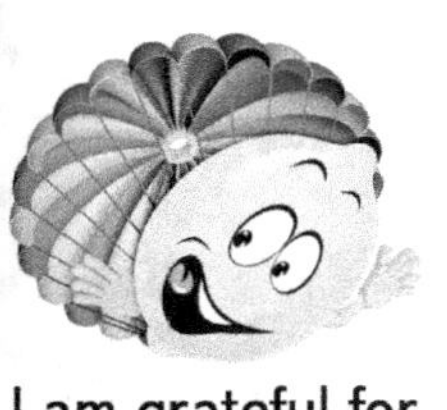

I am grateful for...

Date:__/__/20__

I am grateful for...

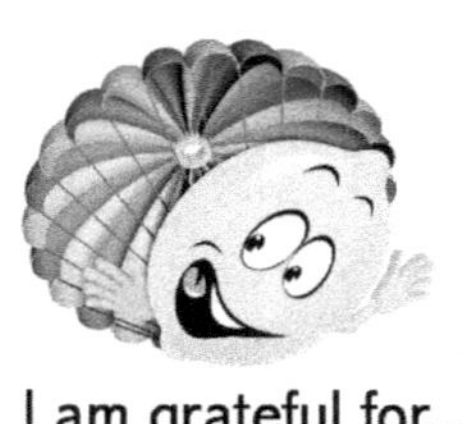

I am grateful for...

I am grateful for...

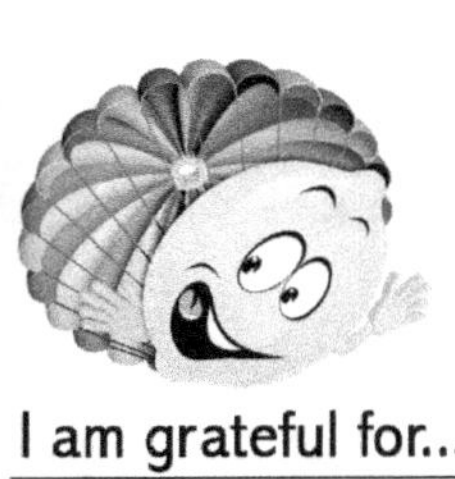

I am grateful for...

Date:__/__/20__

I am grateful for...

Date:__/__/20__

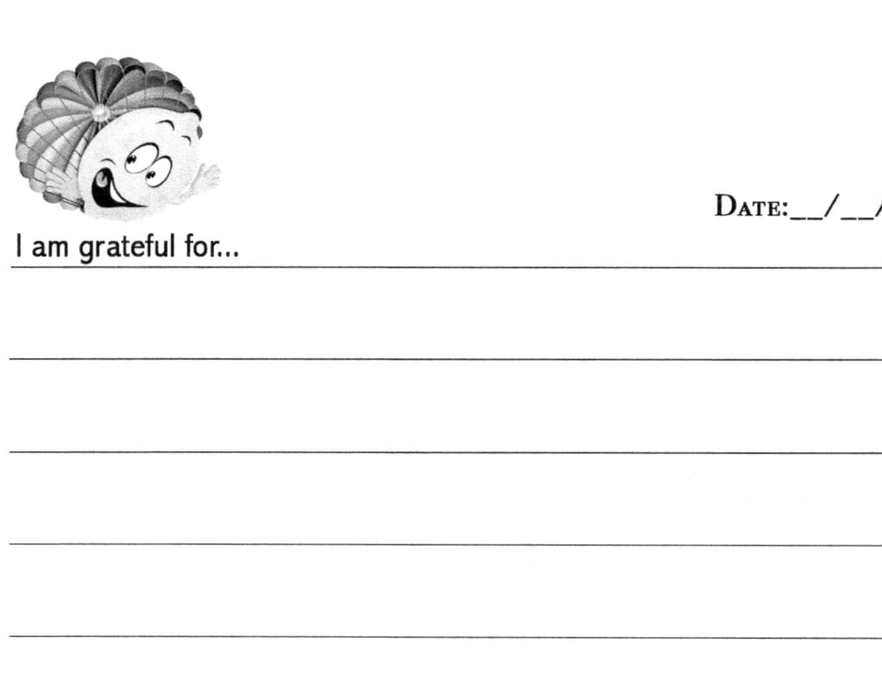

I am grateful for...

Date:__/__/20__

I am grateful for...

Date:__/__/20__

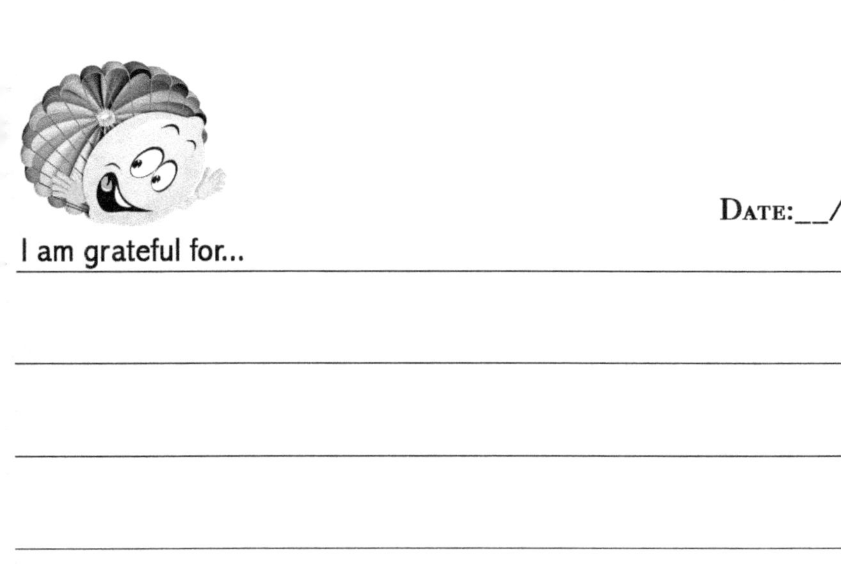
I am grateful for...

DATE:__/__/20__

I am grateful for...

DATE:__/__/20__

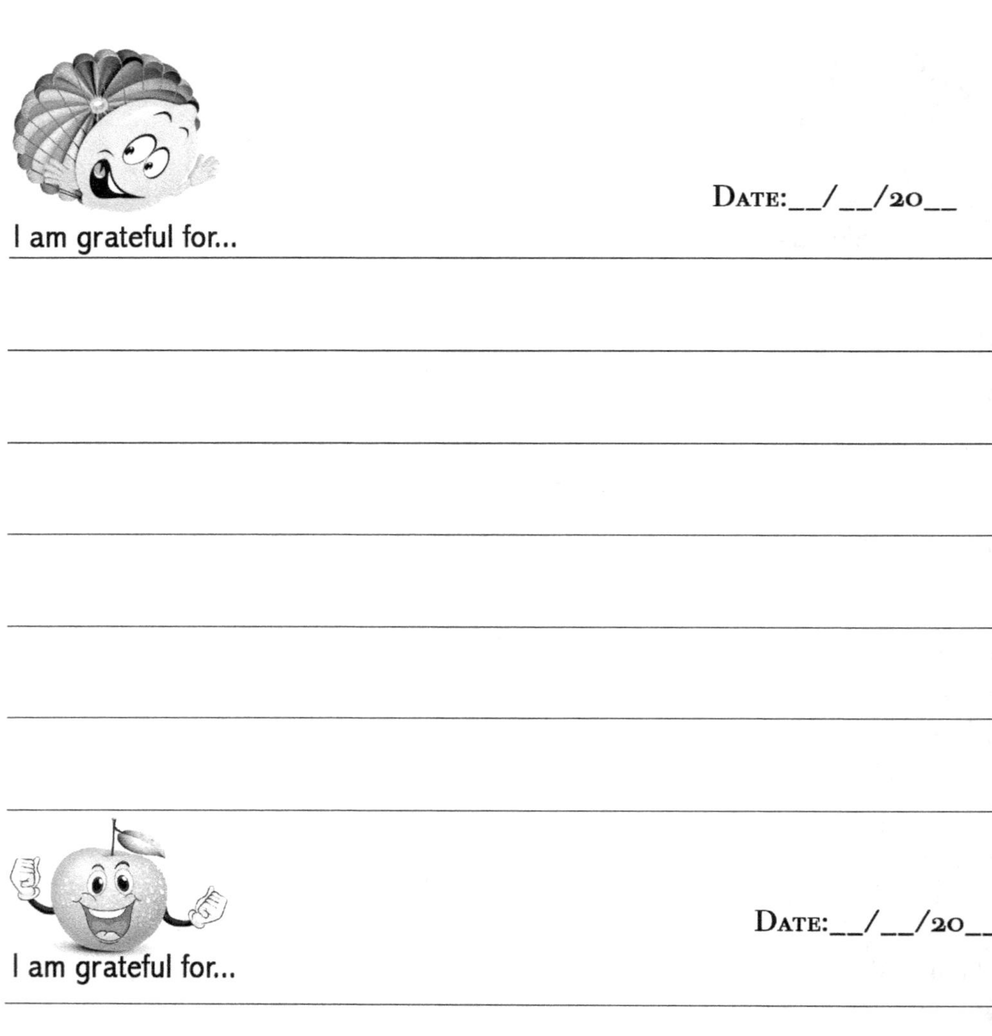

DATE:__/__/20__

I am grateful for...

DATE:__/__/20__

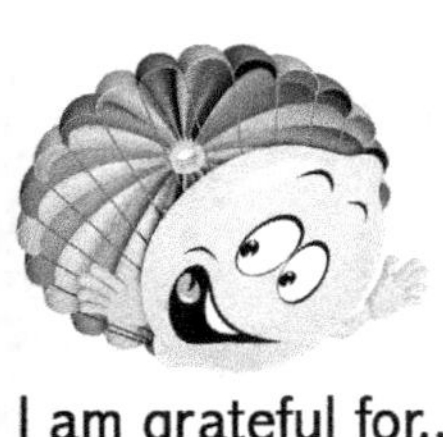

Date:___/___/20___

I am grateful for...

Date:___/___/20___

I am grateful for...

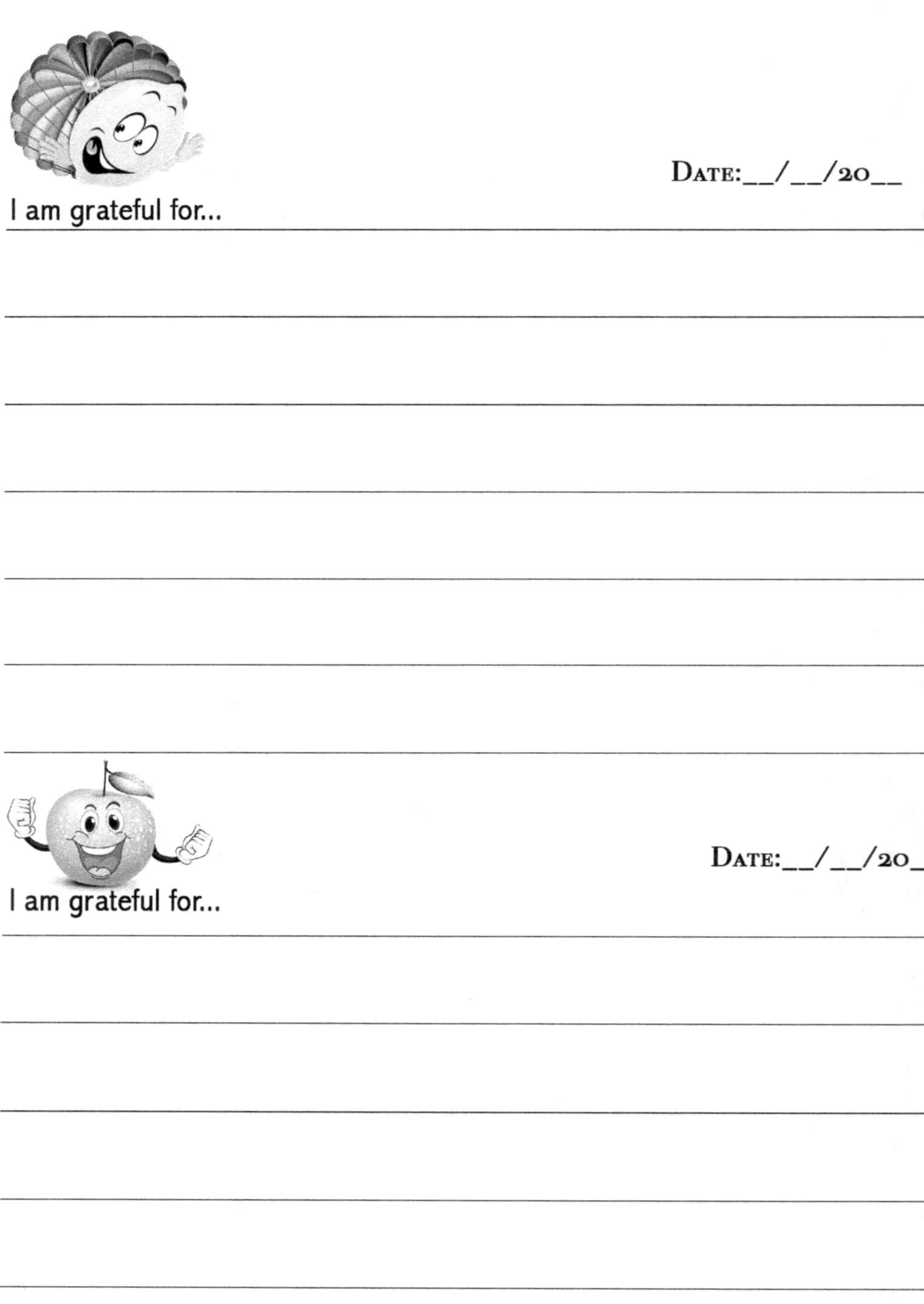

I am grateful for...

I am grateful for...

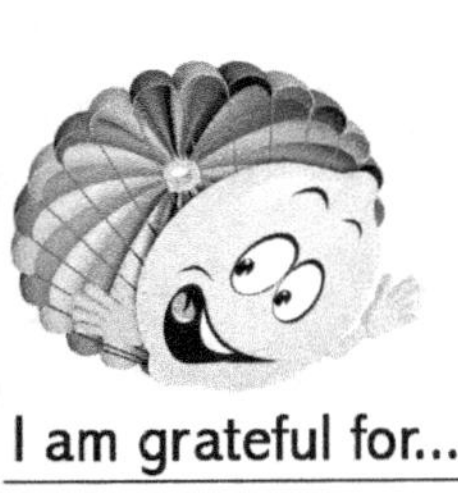

I am grateful for...

I am grateful for...

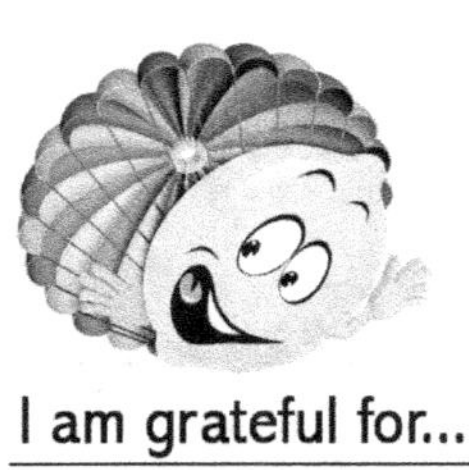

I am grateful for...

Date:__/__/20__

____

____

____

____

____

____

I am grateful for...

Date:__/__/20__

____

____

____

____

____

____

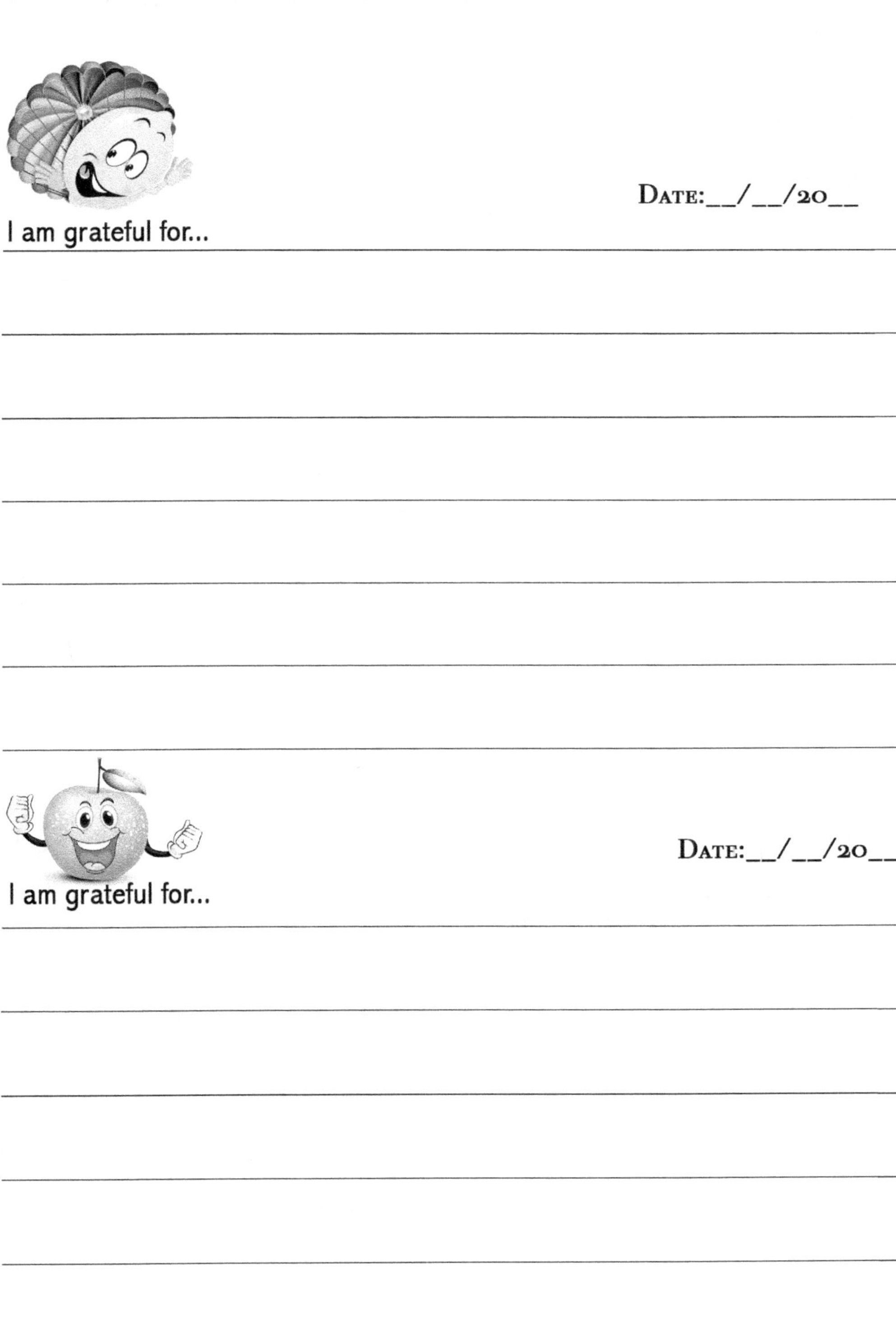

I am grateful for...
DATE:__/__/20__
I am grateful for...
DATE:__/__/20__

I am grateful for...

Date:__/__/20__

I am grateful for...

Date:__/__/20__

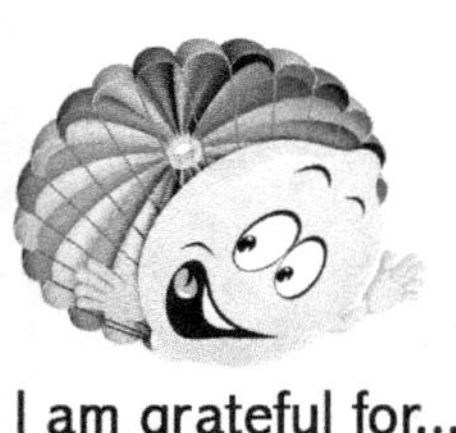

I am grateful for...

Date:__/__/20__

I am grateful for...

I am grateful for...

Date:__/__/20__

I am grateful for...

Date:__/__/20__

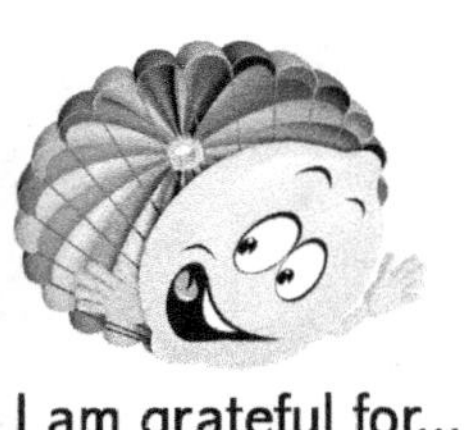

DATE:__/__/20__

I am grateful for...

DATE:__/__/20__

I am grateful for...

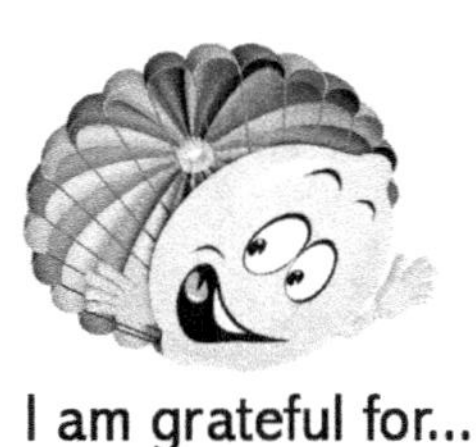

I am grateful for...

I am grateful for...

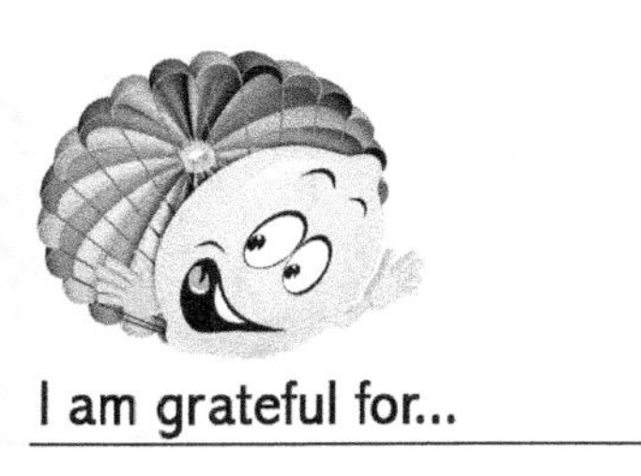

DATE:__/__/20__

I am grateful for...

DATE:__/__/20__

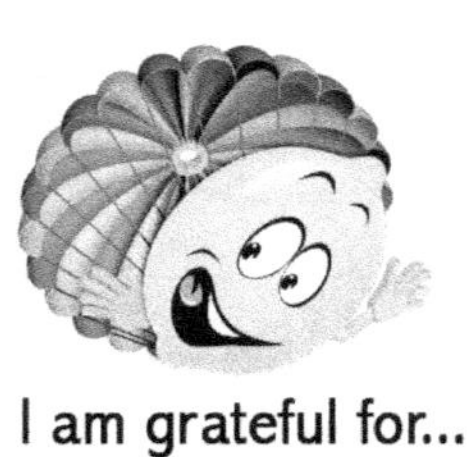

I am grateful for...

Date:__/__/20__

I am grateful for...

Date:__/__/20__

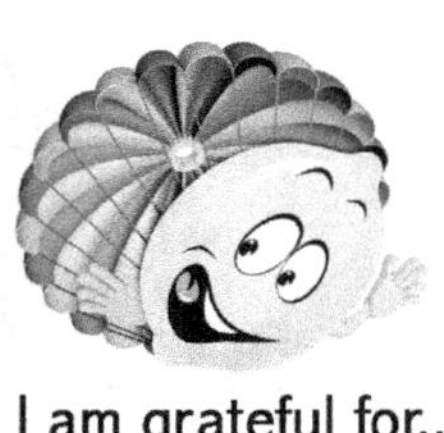

I am grateful for...

____

____

____

____

____

____

I am grateful for...

____

____

____

____

____

____

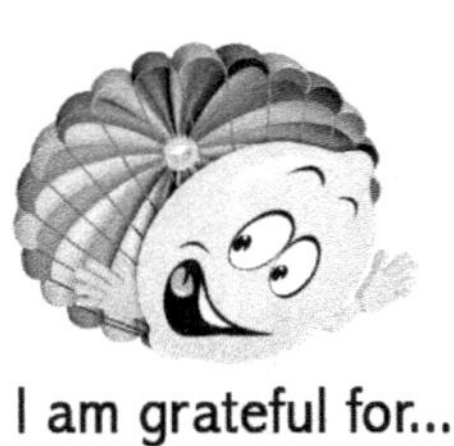

I am grateful for...

Date:__/__/20__

I am grateful for...

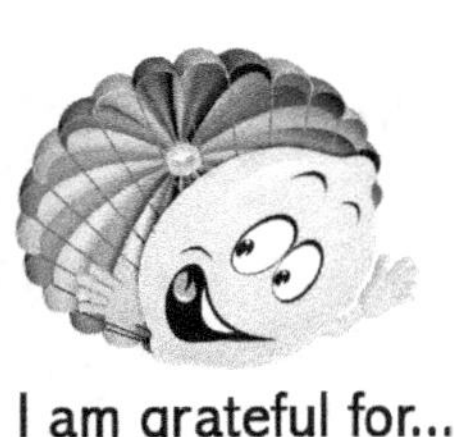

Date:__/__/20__

I am grateful for...

Date:__/__/20__

I am grateful for...

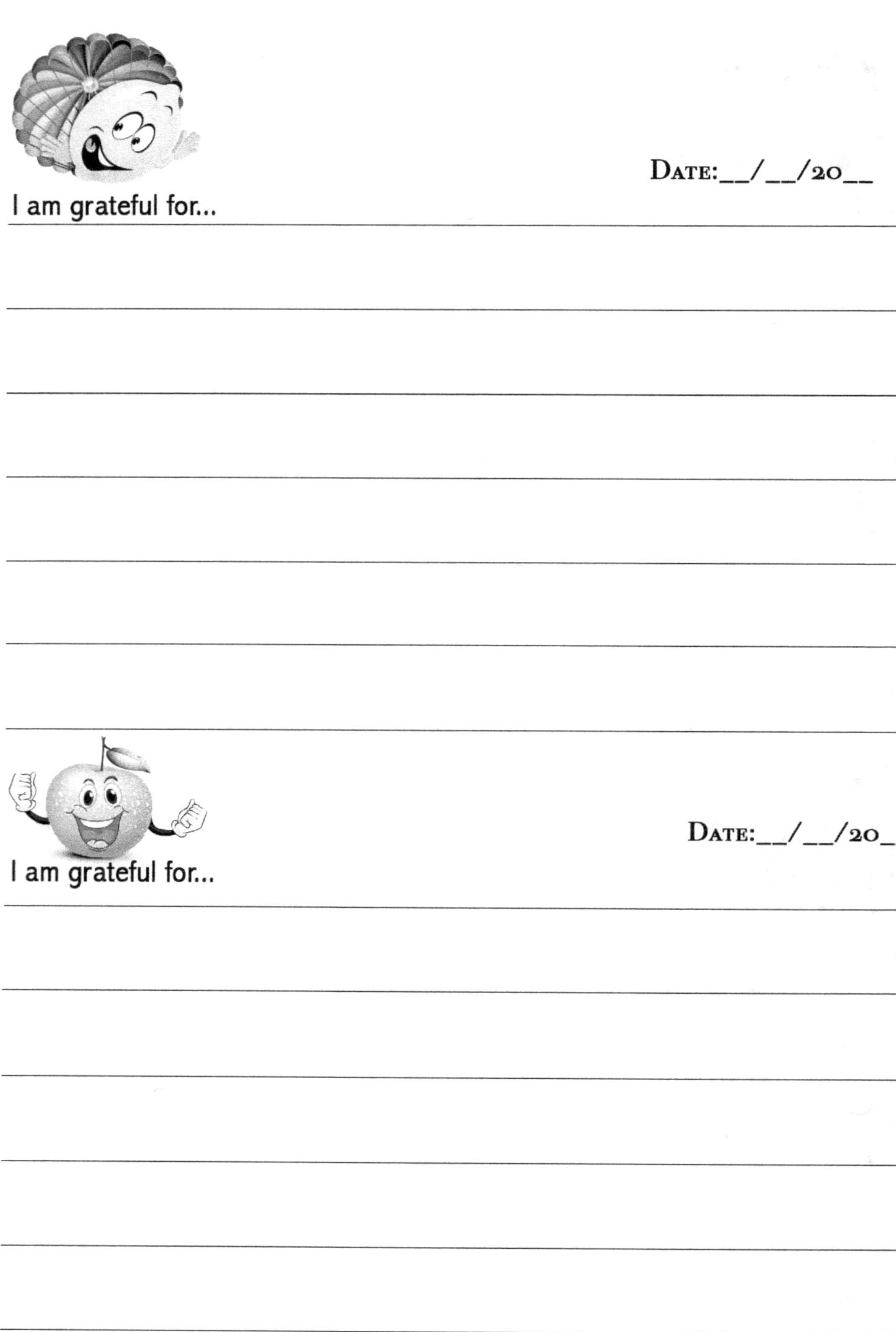

I am grateful for...

Date:__/__/20__

I am grateful for...

Date:__/__/20__

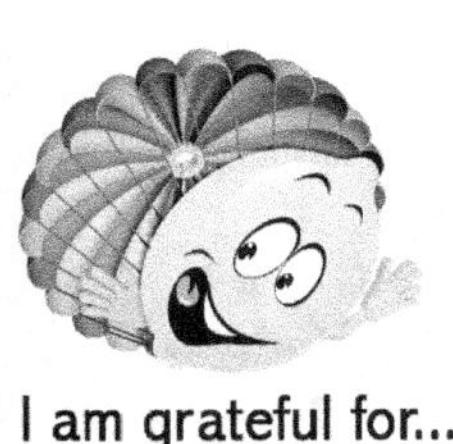

I am grateful for...

Date:__/__/20__

I am grateful for...

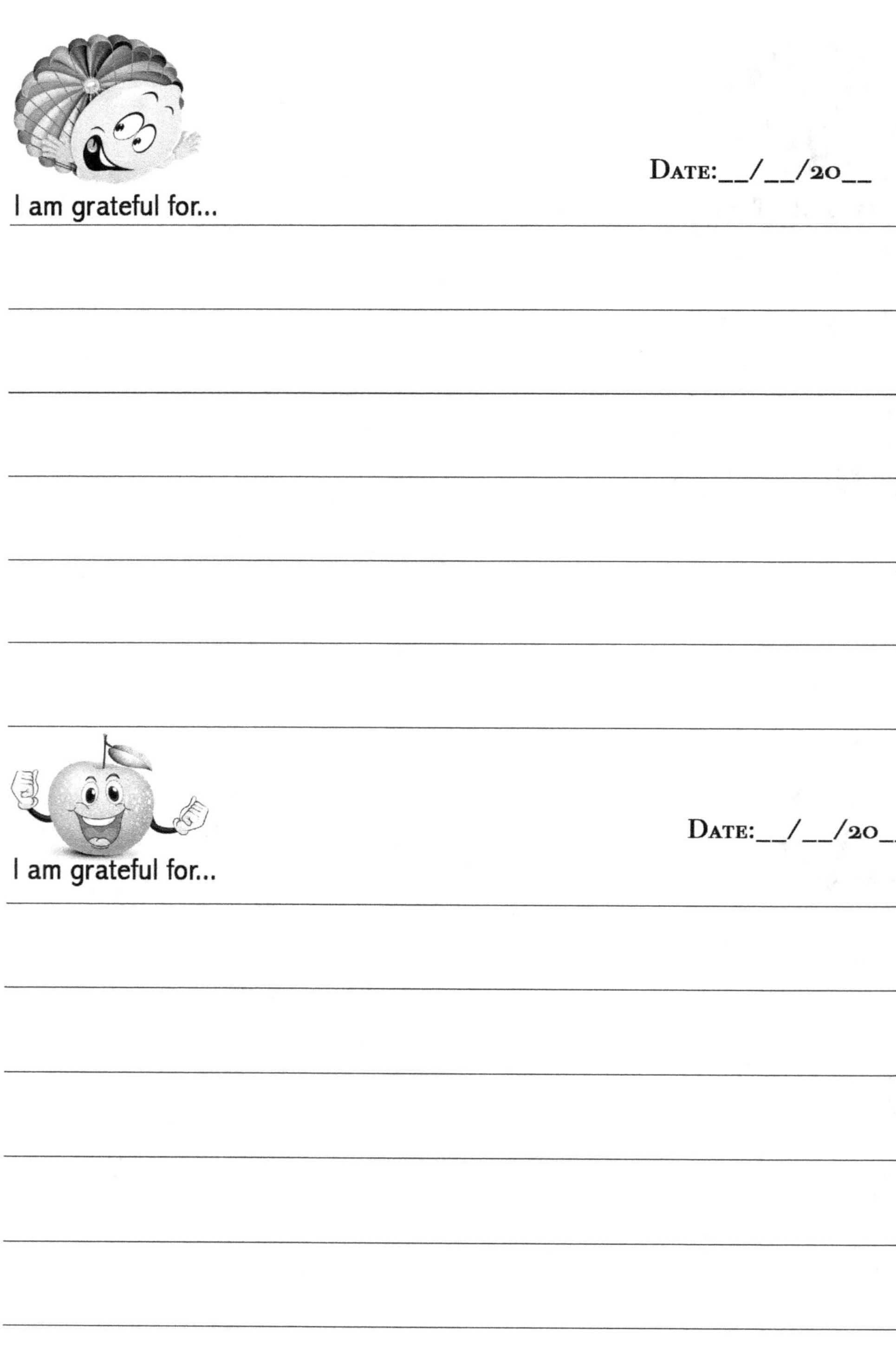

I am grateful for...

Date:__/__/20__

I am grateful for...

Date:__/__/20__

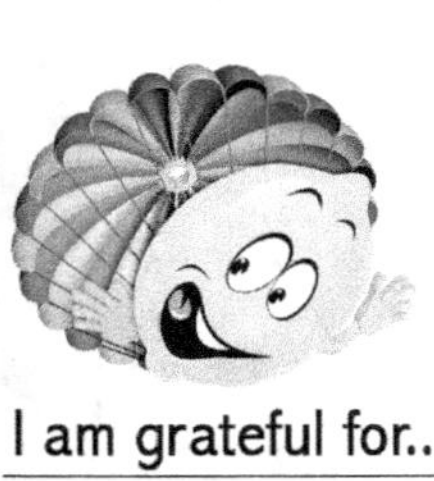

I am grateful for...

Date:__/__/20__

I am grateful for...

Date:__/__/20__

Date:__/__/20__

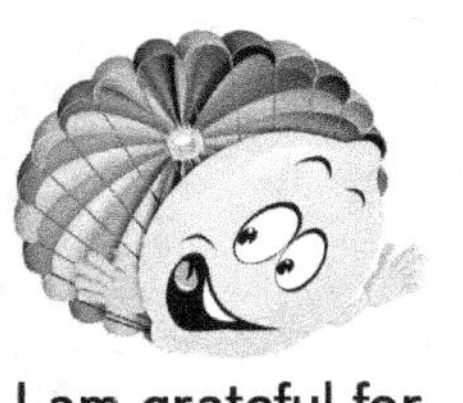

I am grateful for...

Date:__/__/20__

I am grateful for...

Date:__/__/20__

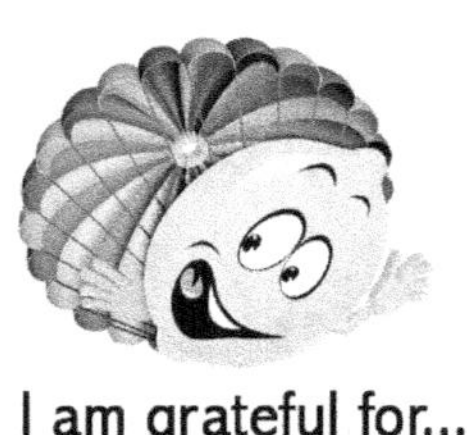

I am grateful for...

I am grateful for...

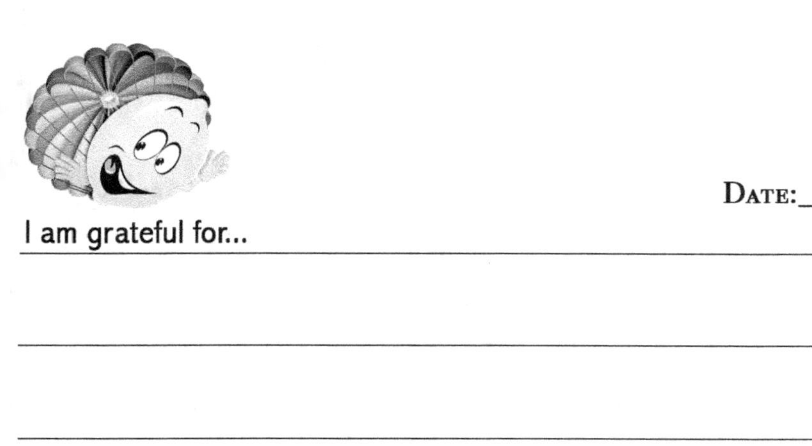

Date:__/__/20__

____

____

____

____

____

____

Date:__/__/20__

____

____

____

____

____

____

Date:__/__/20__

Date:__/__/20__

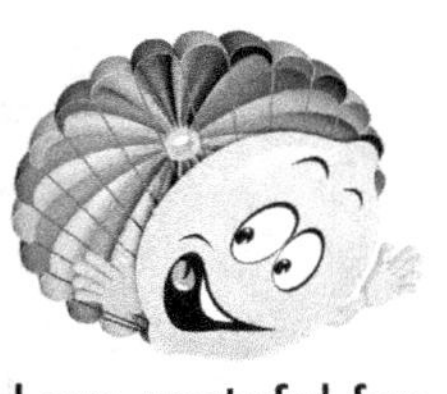

I am grateful for...

DATE:__/__/20__

I am grateful for...

I am grateful for...

I am grateful for...

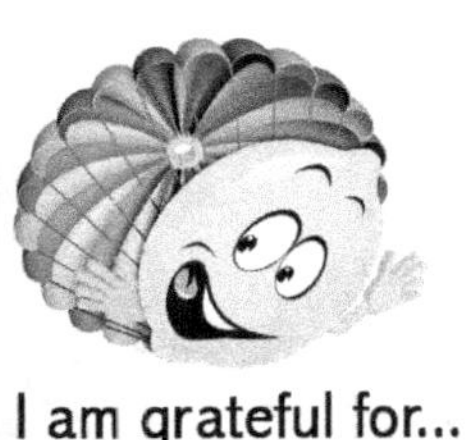

DATE:__/__/20__

I am grateful for...

DATE:__/__/20__

I am grateful for...

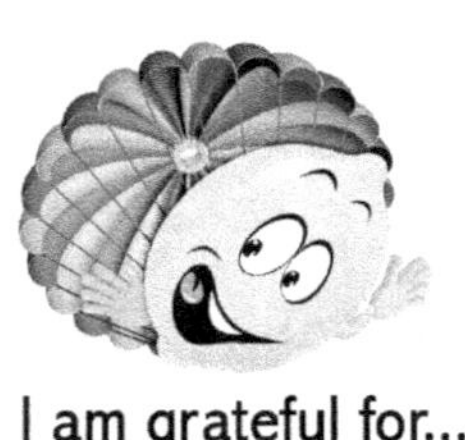

I am grateful for...

I am grateful for...

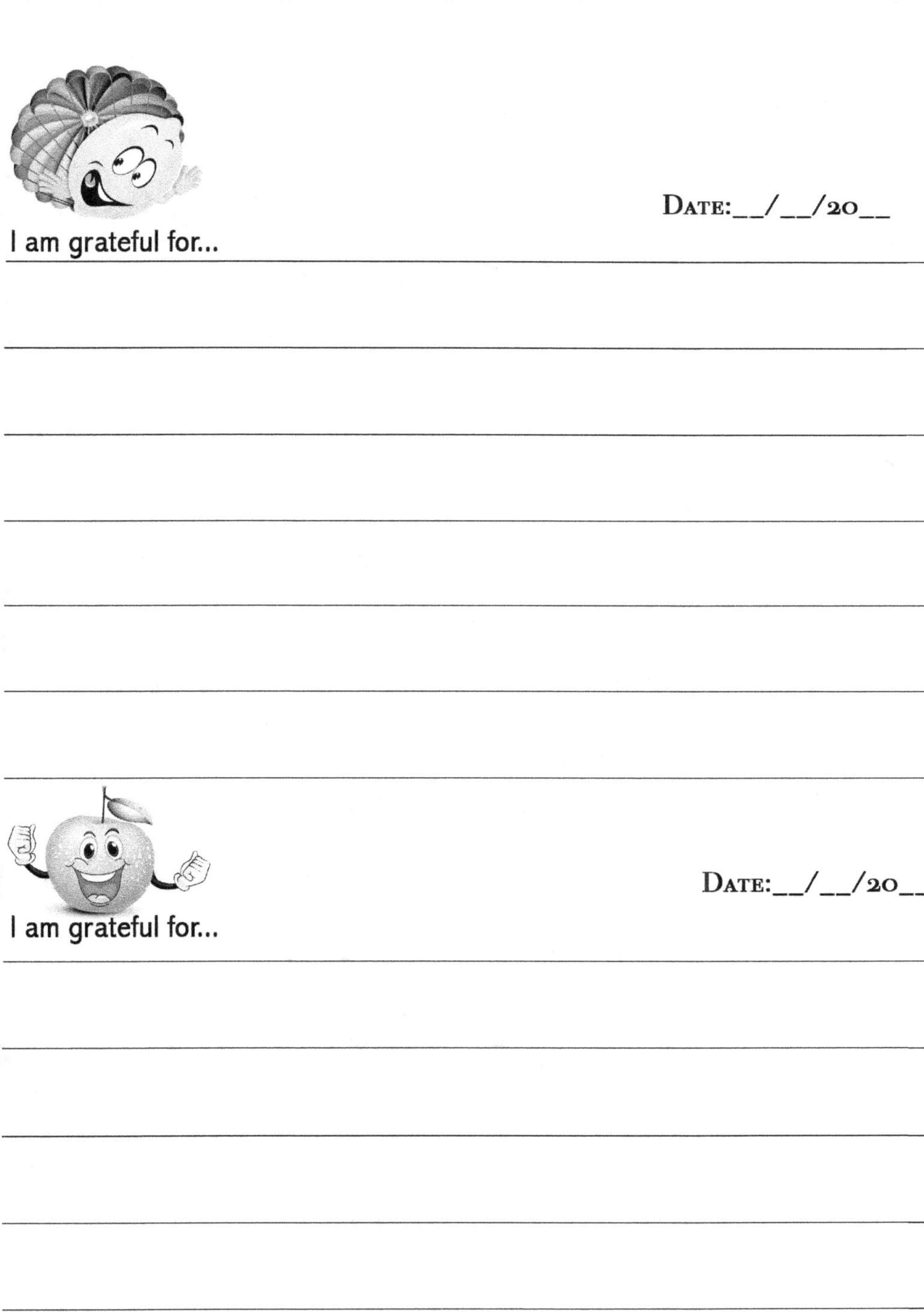

I am grateful for...

DATE:__/__/20__

I am grateful for...

DATE:__/__/20__

I am grateful for...

I am grateful for...

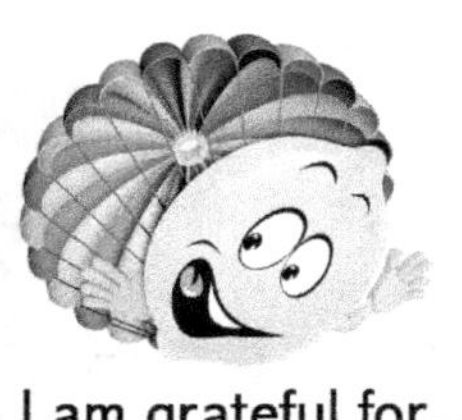

DATE:__/__/20__

I am grateful for...

DATE:__/__/20__

I am grateful for...

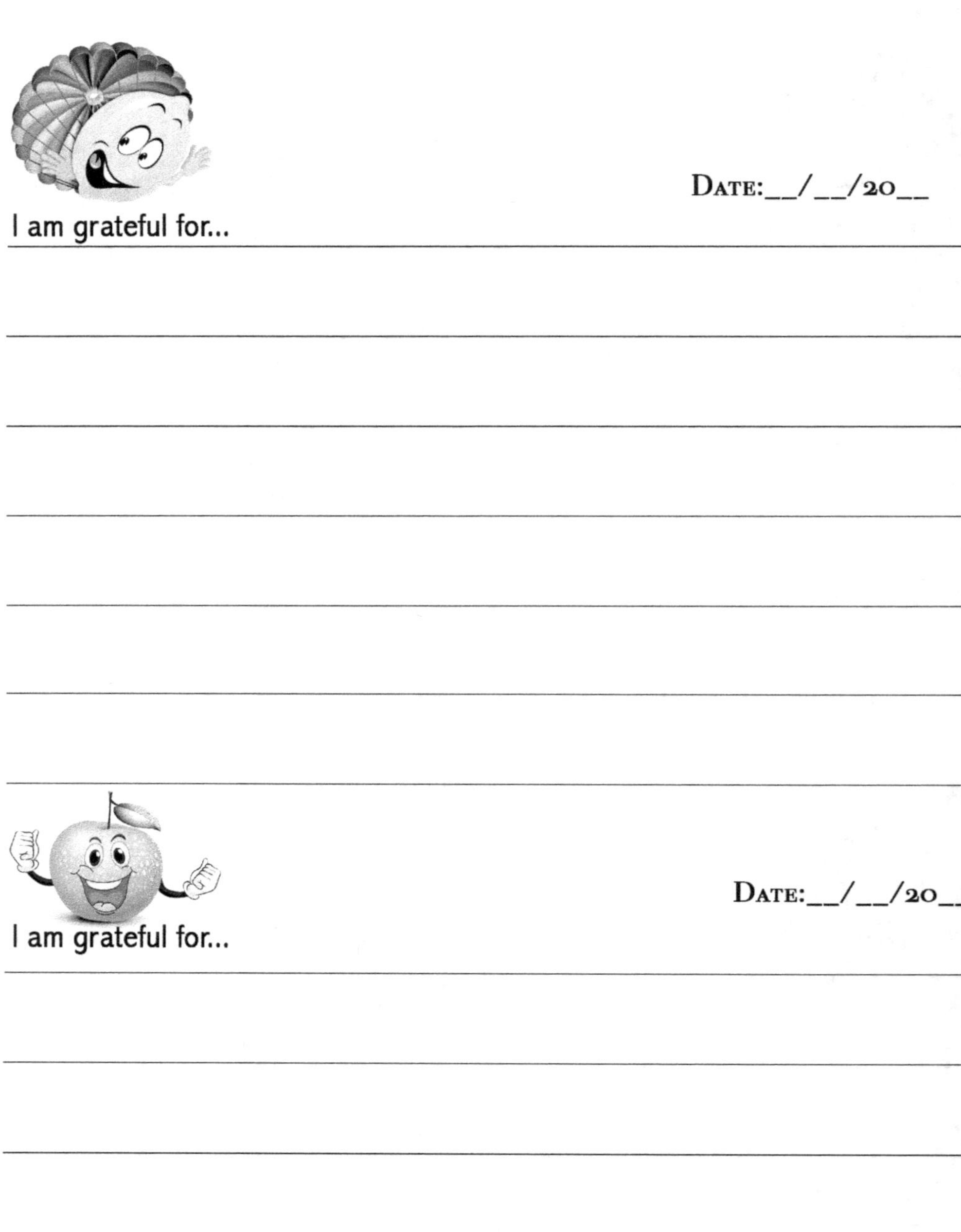

Date:__/__/20__

Date:__/__/20__

DATE:__/__/20__

I am grateful for...

DATE:__/__/20__

I am grateful for...

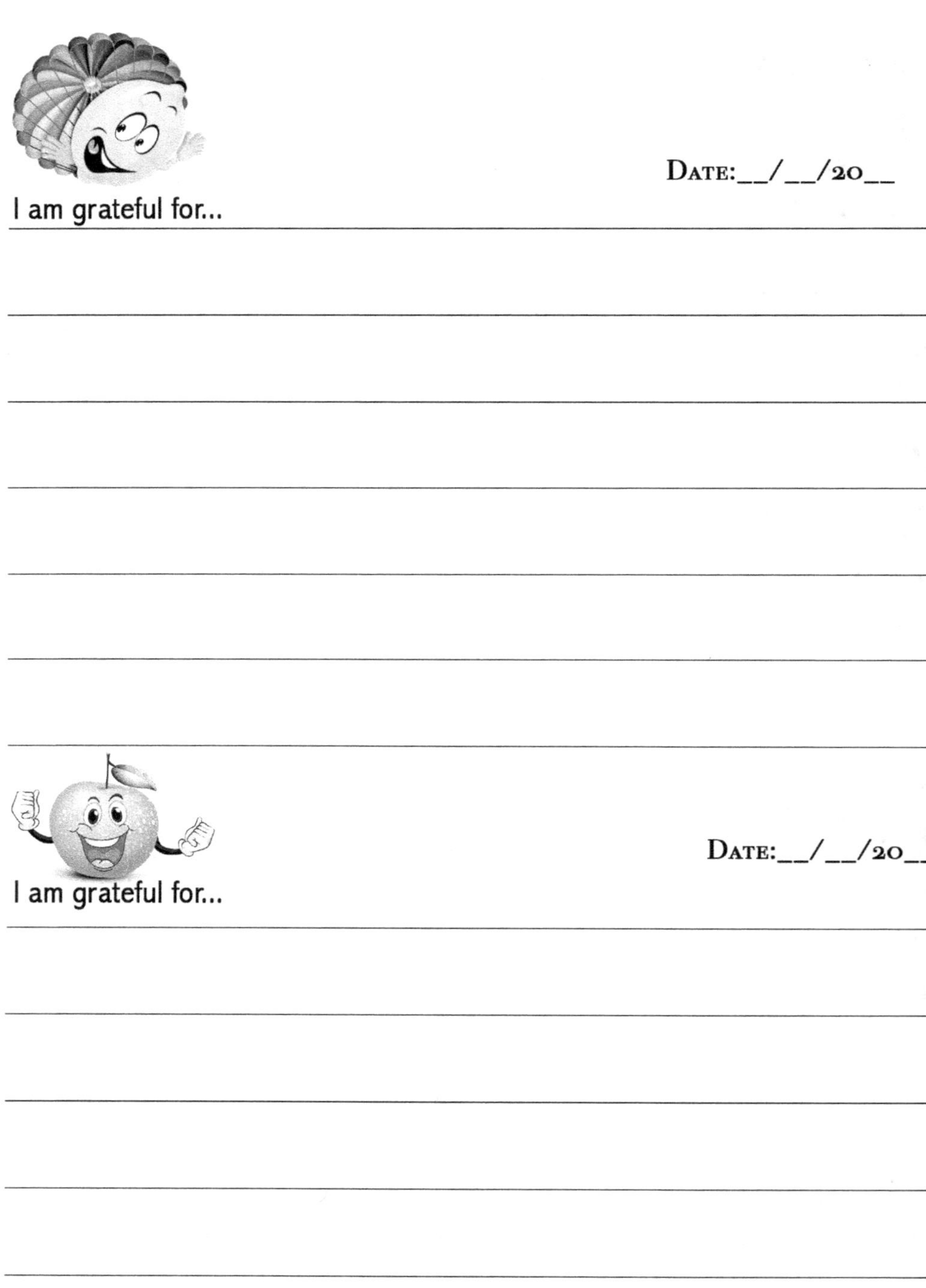

I am grateful for...
Date:__/__/20__
I am grateful for...
Date:__/__/20__

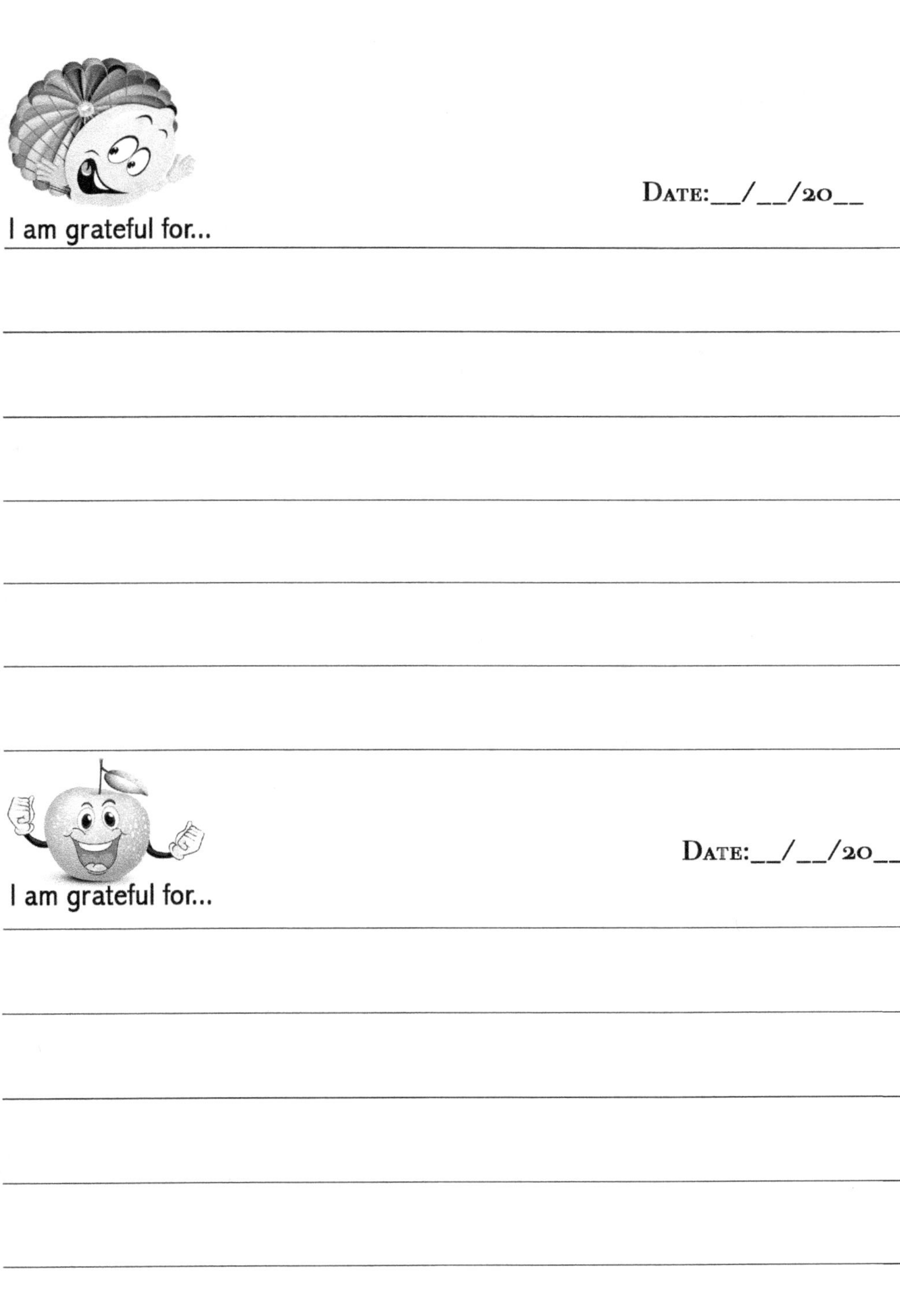

DATE:__/__/20__

I am grateful for...

DATE:__/__/20__

I am grateful for...

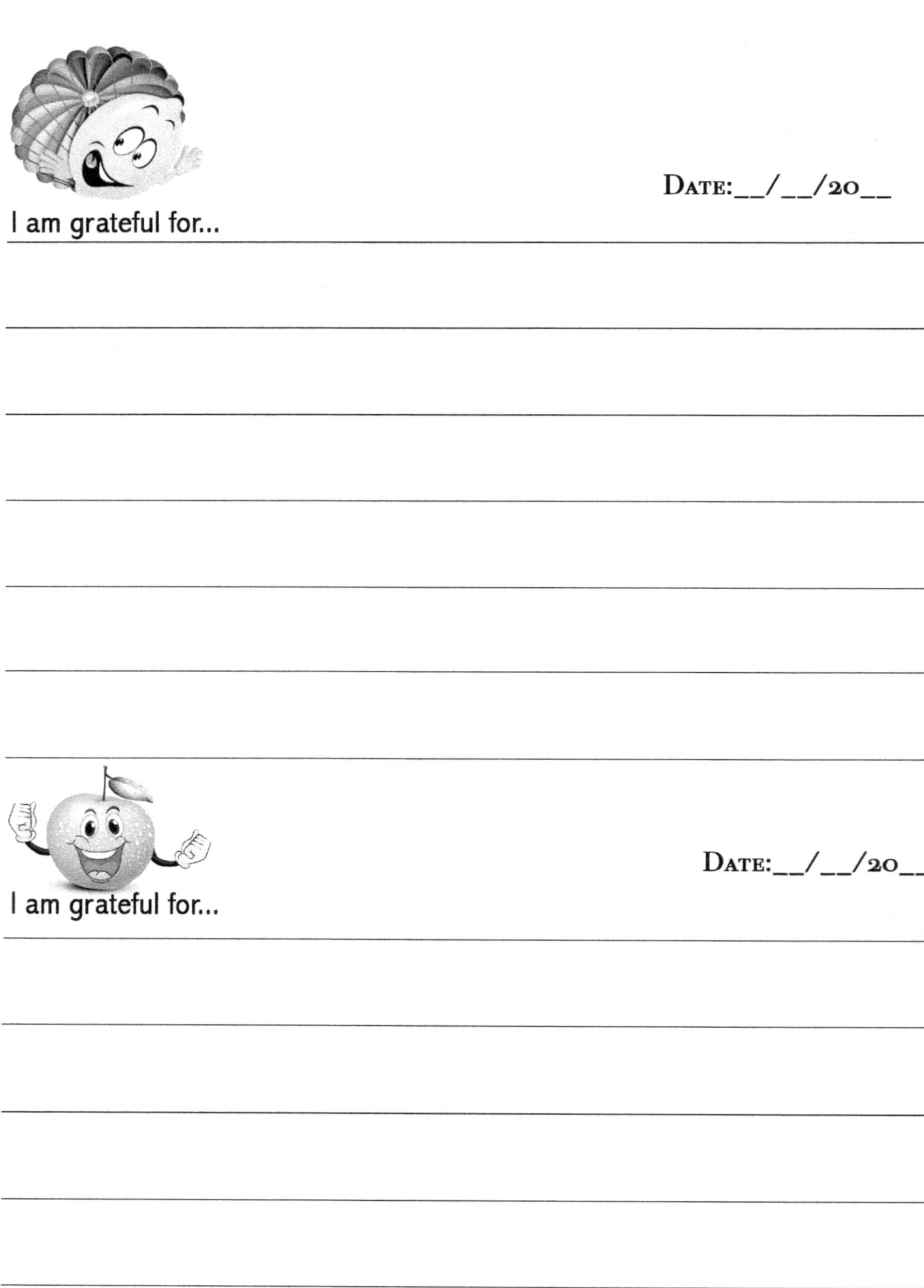

I am grateful for...

Date:__/__/20__

I am grateful for...

Date:__/__/20__

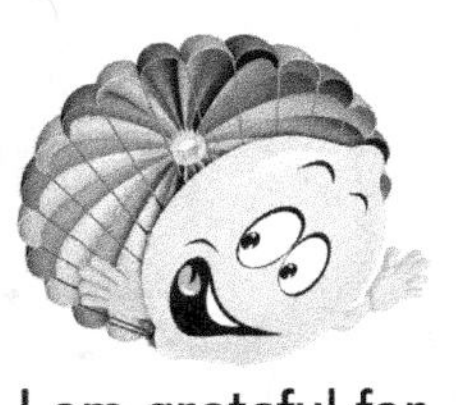

I am grateful for...

DATE:__/__/20__

I am grateful for...

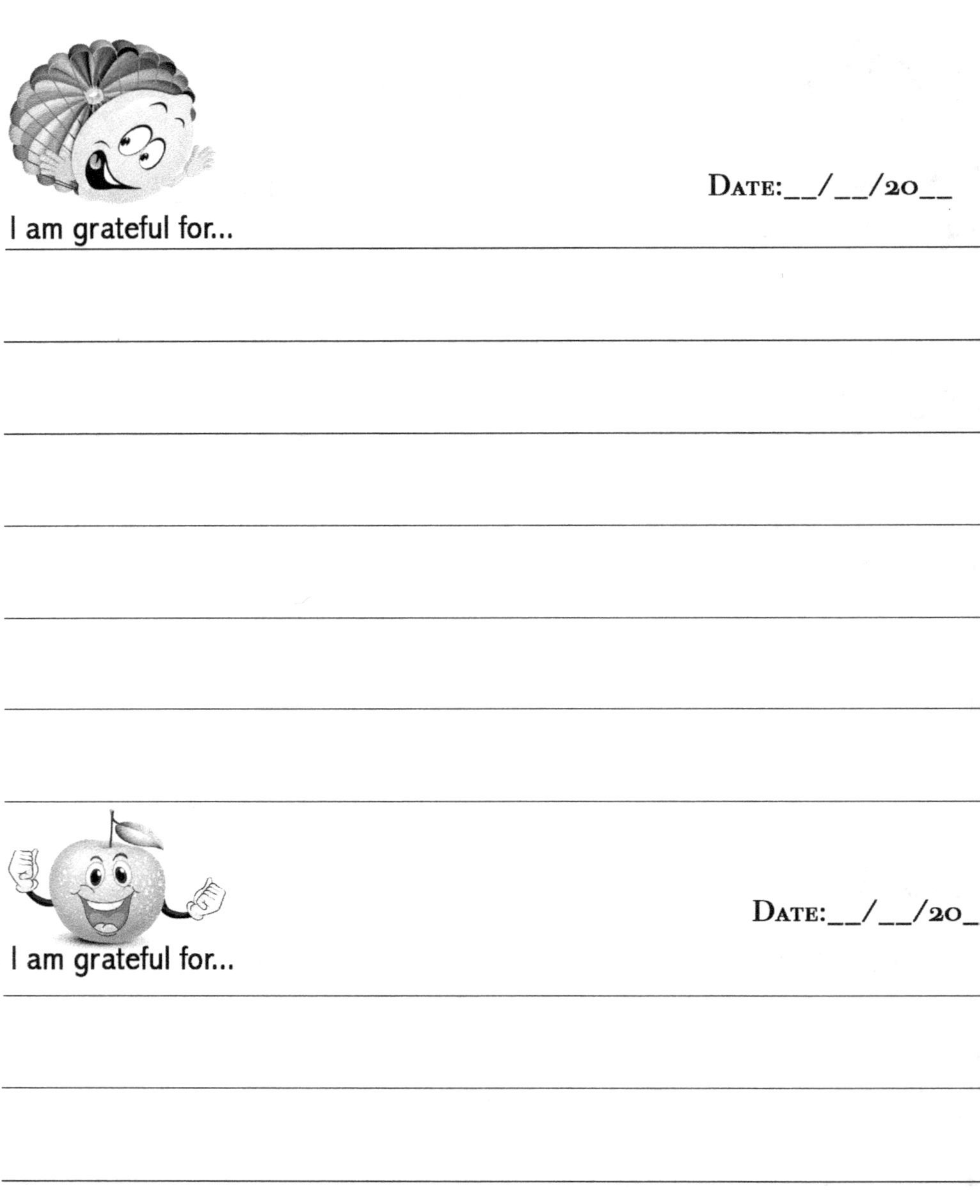

Date:__/__/20__
I am grateful for...
Date:__/__/20__
I am grateful for...

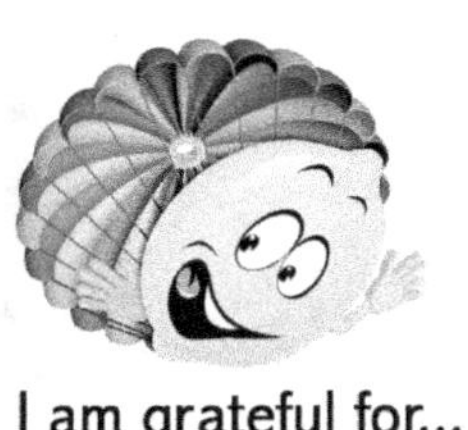

I am grateful for...

Date:__/__/20__

I am grateful for...

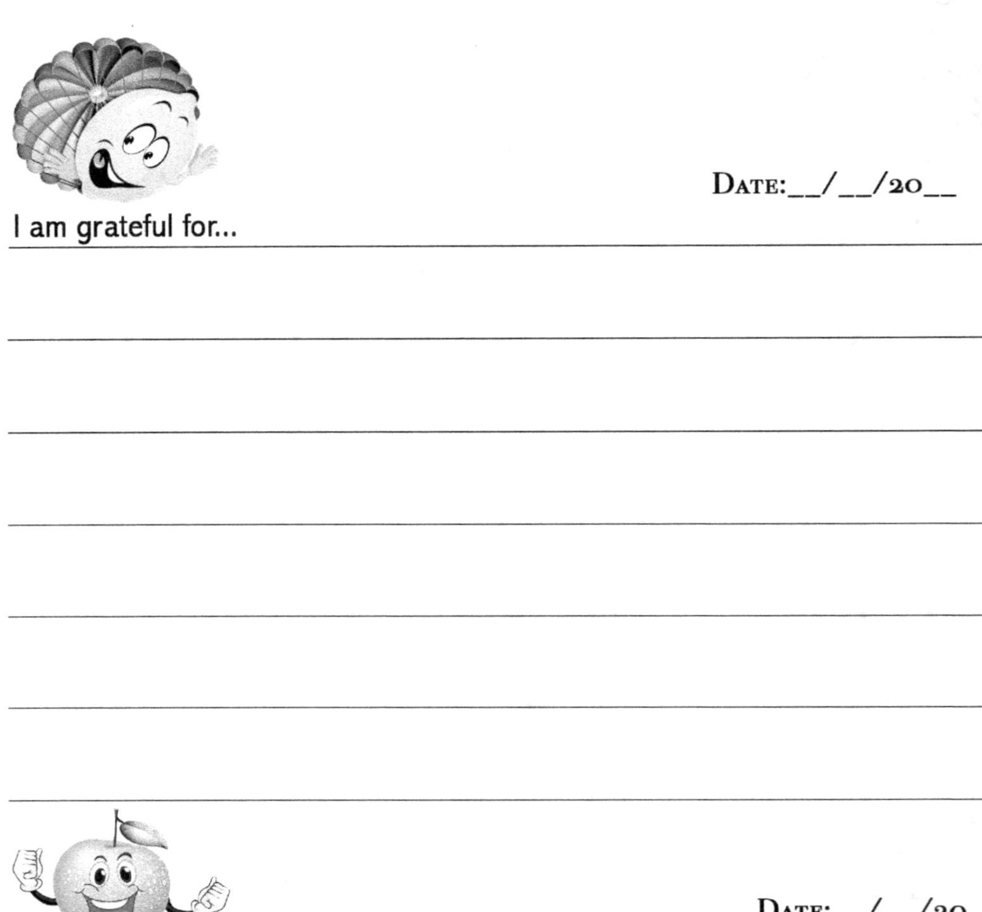

I am grateful for...
DATE:__/__/20__
I am grateful for...
DATE:__/__/20__

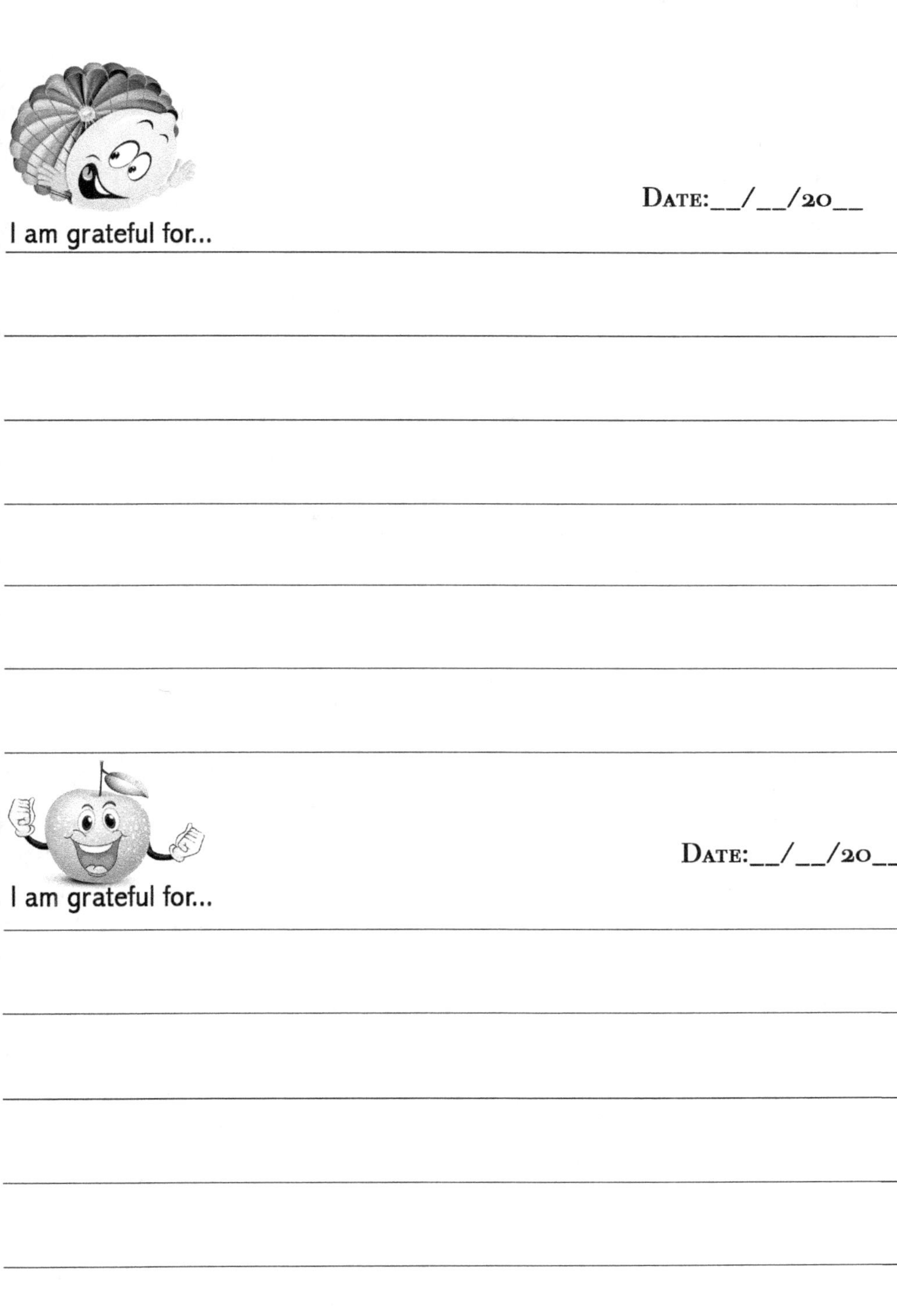

I am grateful for...

I am grateful for...

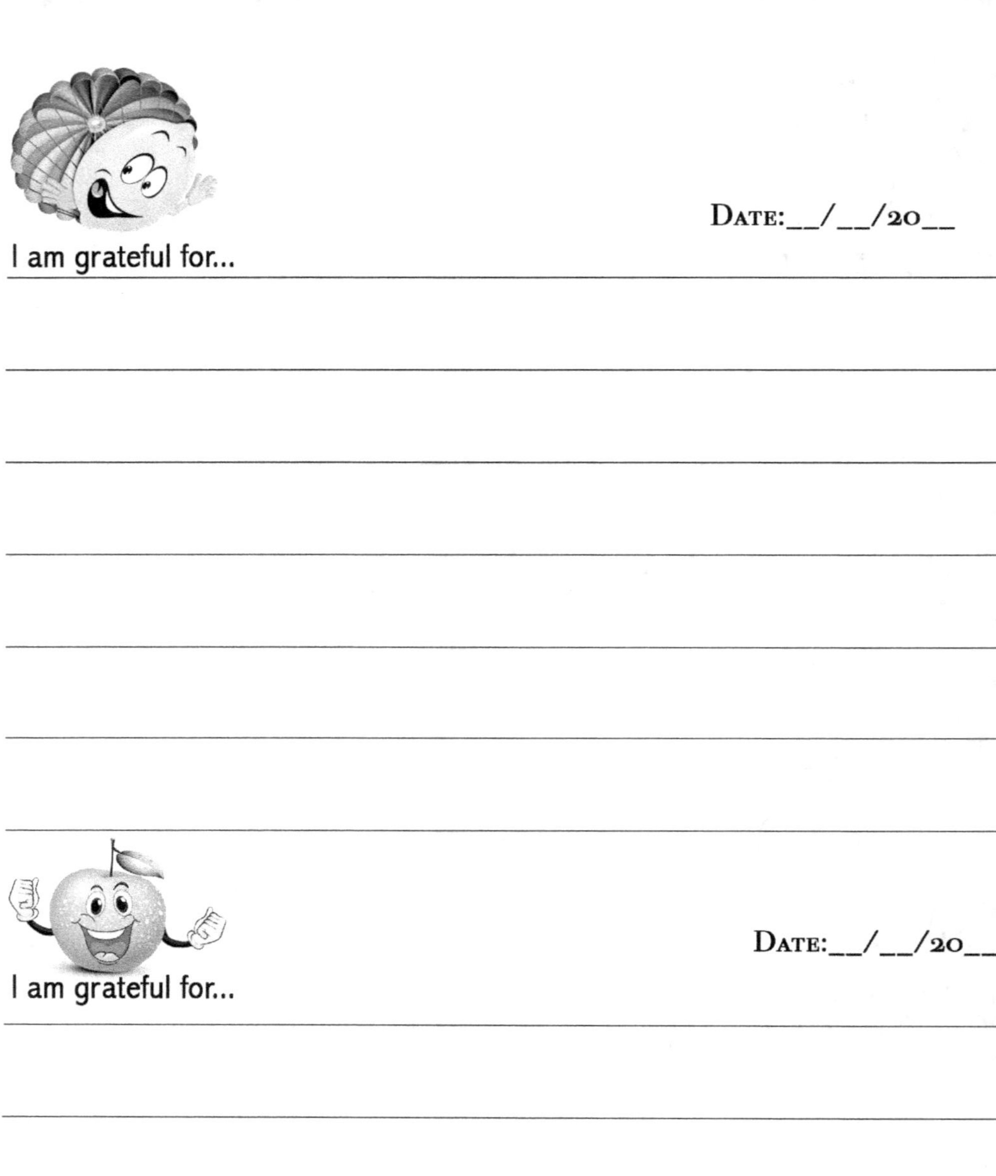

I am grateful for...

Date:__/__/20__

I am grateful for...

Date:__/__/20__

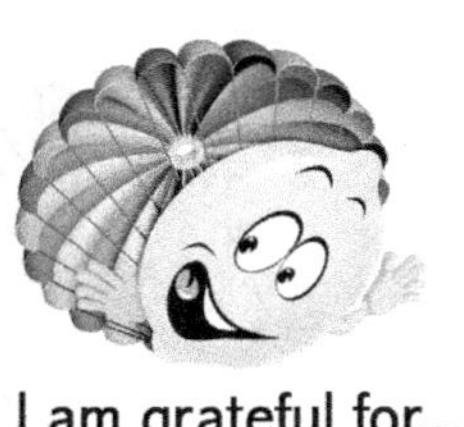

Date:__/__/20__

I am grateful for...

Date:__/__/20__

I am grateful for...

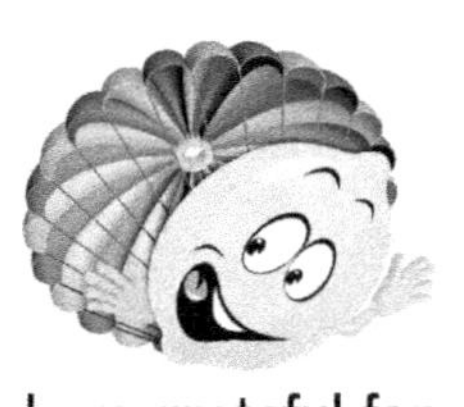

I am grateful for...

Date:__/__/20__

I am grateful for...

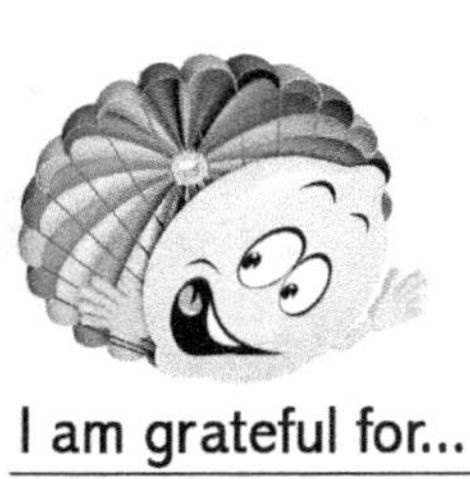

I am grateful for...

DATE:__/__/20__

I am grateful for...

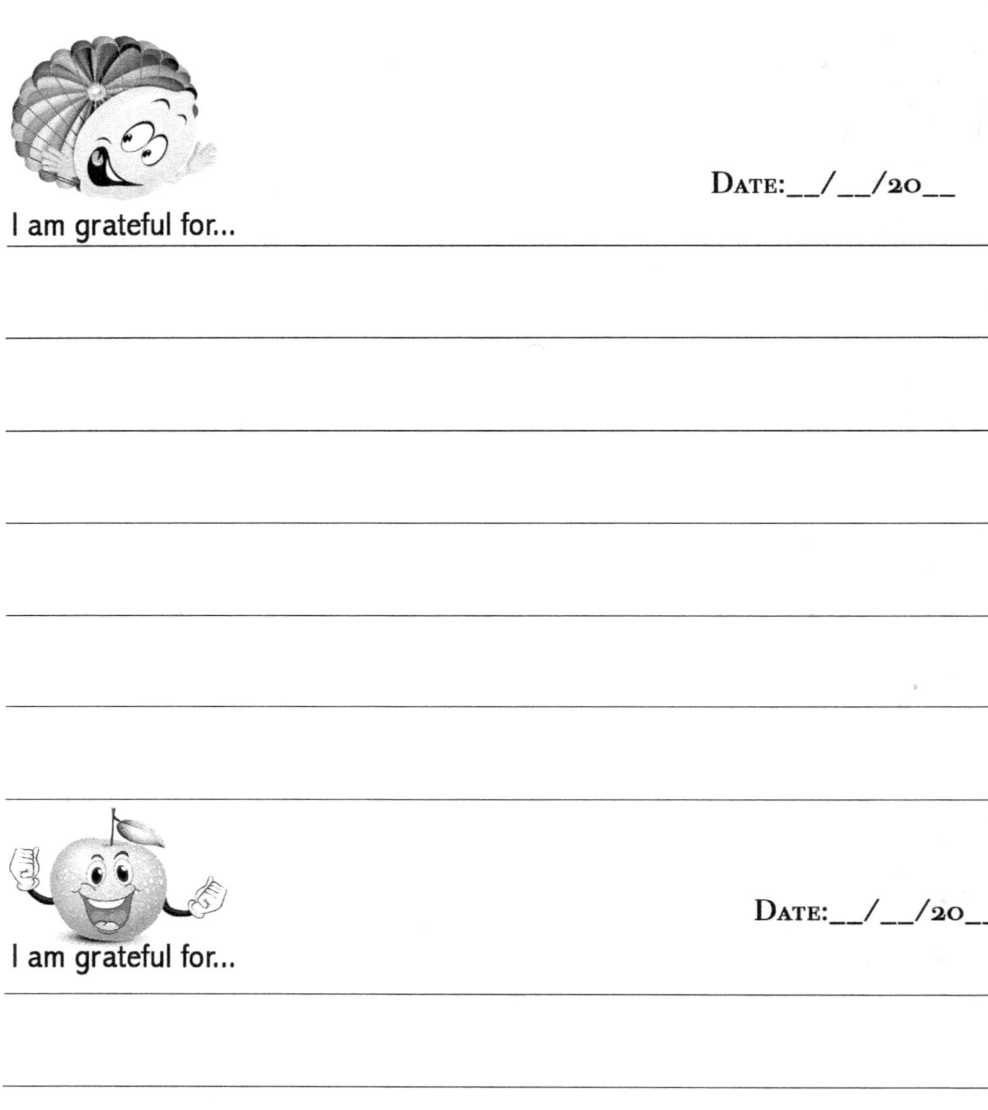

DATE:__/__/20__

I am grateful for...

DATE:__/__/20__

I am grateful for...

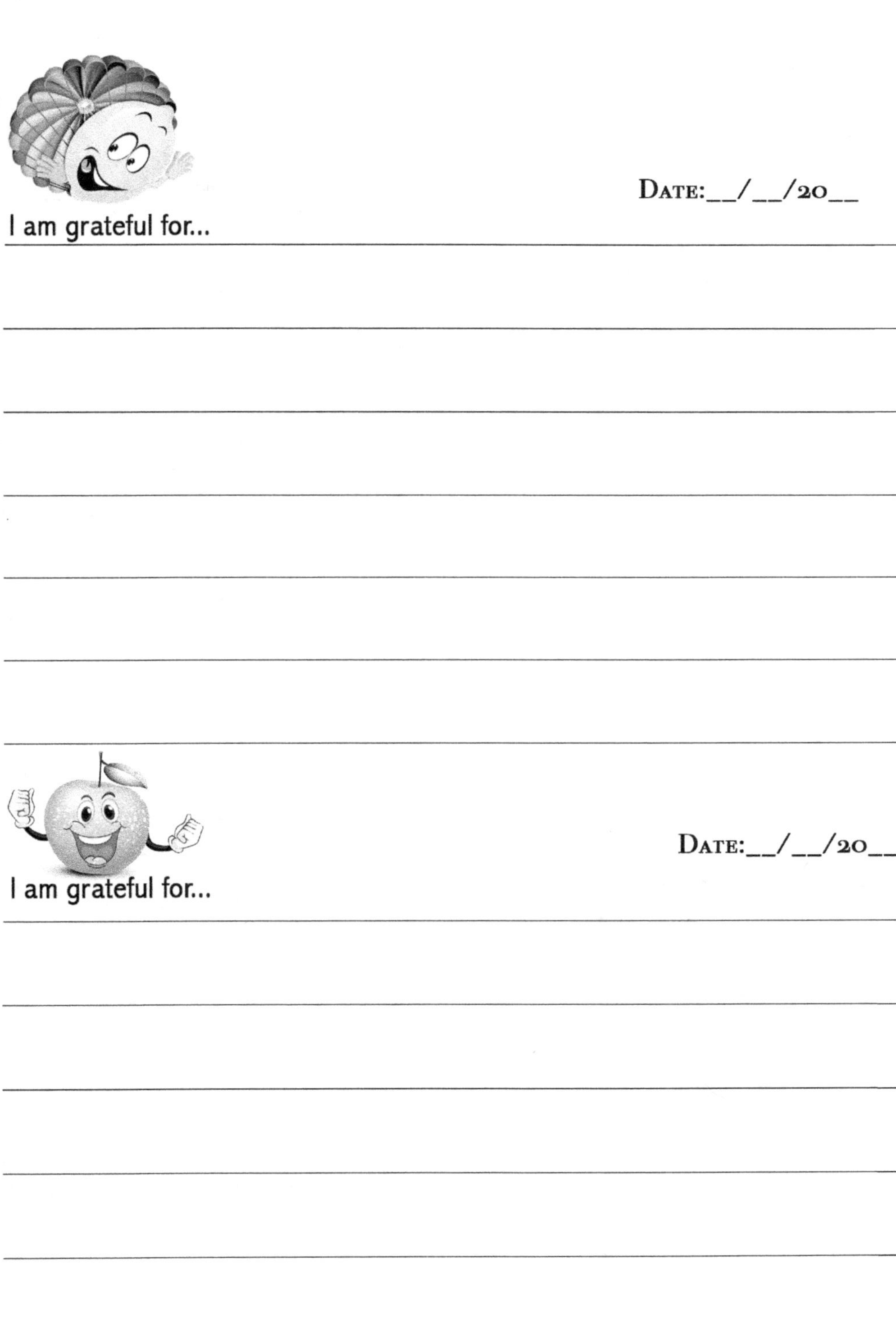

I am grateful for...
DATE:__/__/20__
I am grateful for...
DATE:__/__/20__

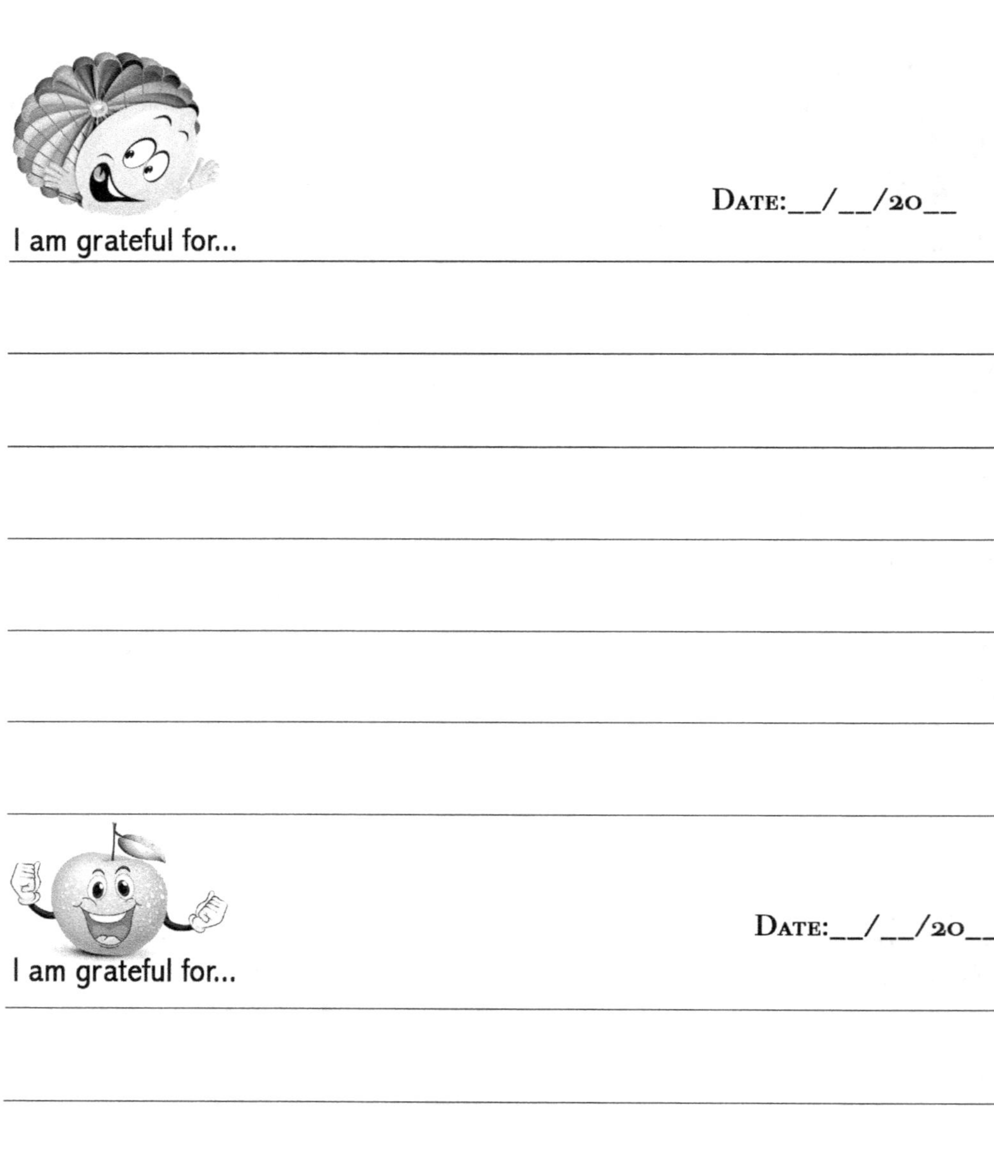

I am grateful for...

Date:__/__/20__

I am grateful for...

Date:__/__/20__

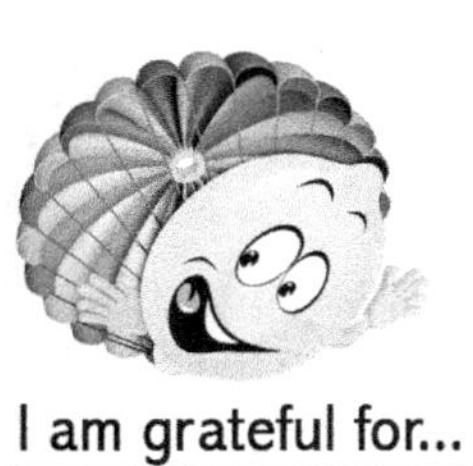

I am grateful for...

Date:__/__/20__

I am grateful for...

Date:__/__/20__

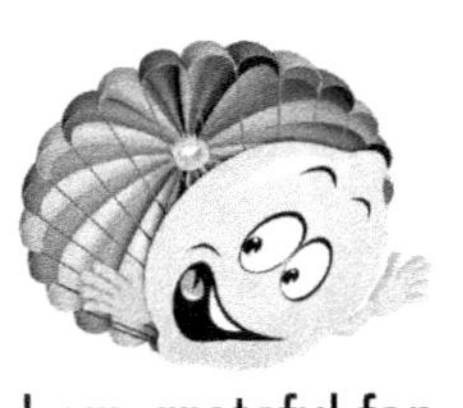

I am grateful for...

I am grateful for...

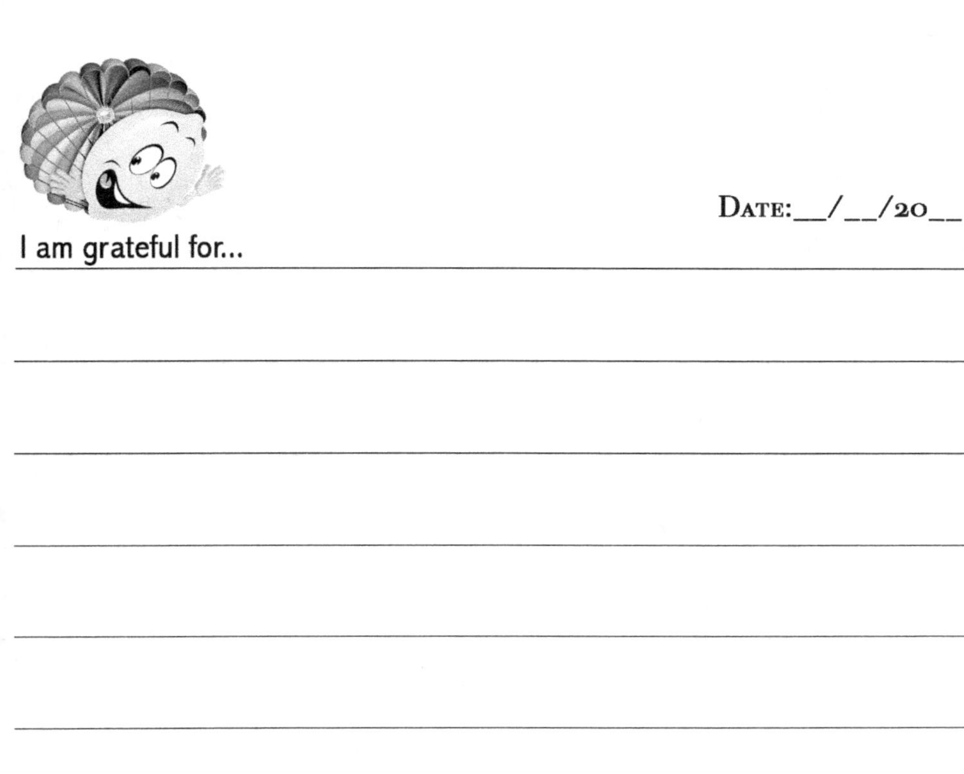

Date:__/__/20__
I am grateful for...

Date:__/__/20__
I am grateful for...

I am grateful for...

DATE:__/__/20__

I am grateful for...

DATE:__/__/20__

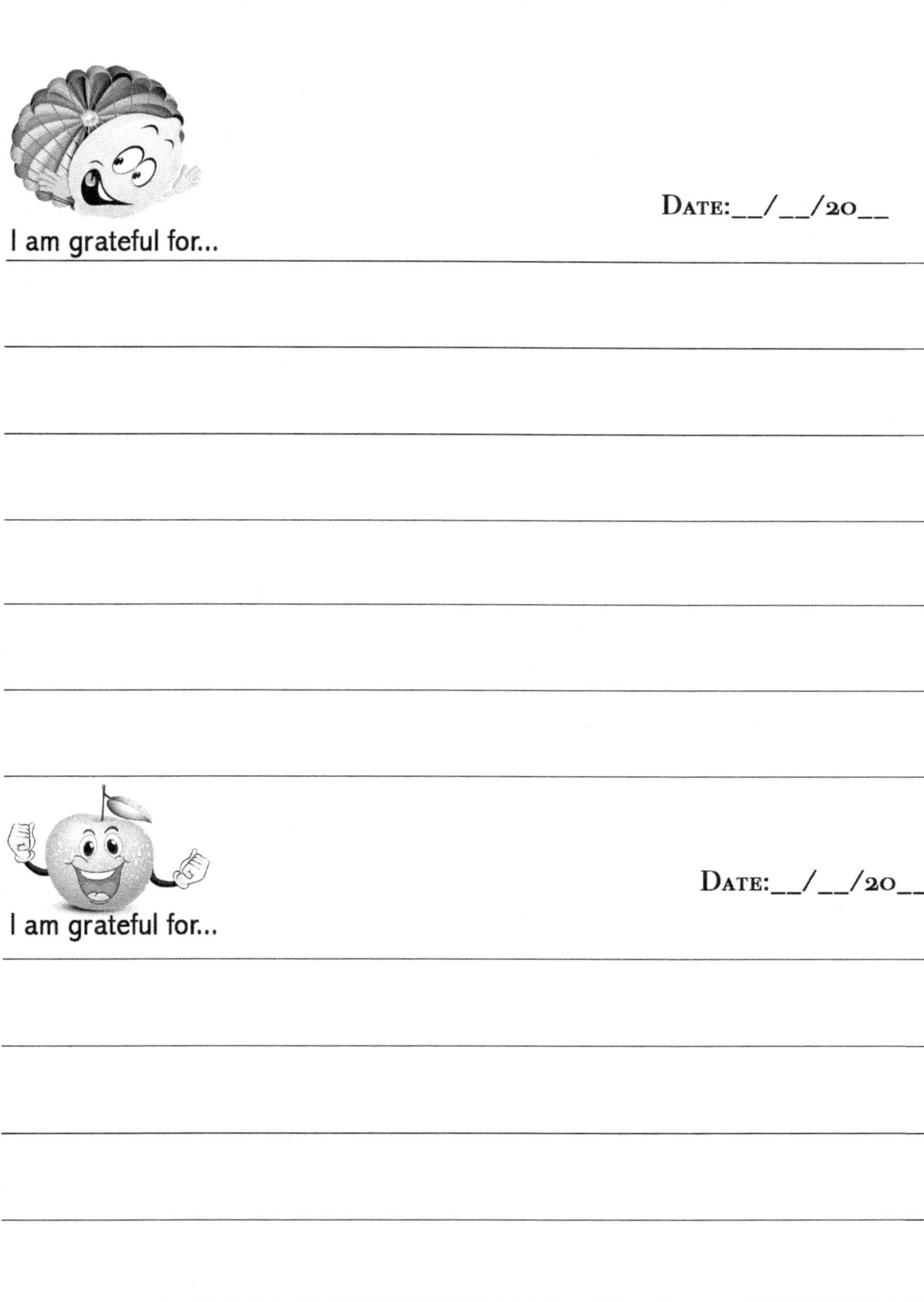

I am grateful for...
Date:__/__/20__
I am grateful for...
Date:__/__/20__

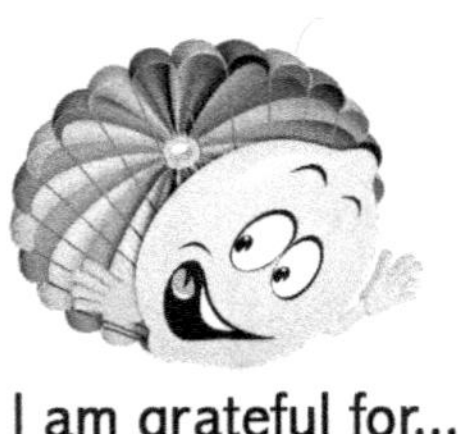

I am grateful for...

I am grateful for...

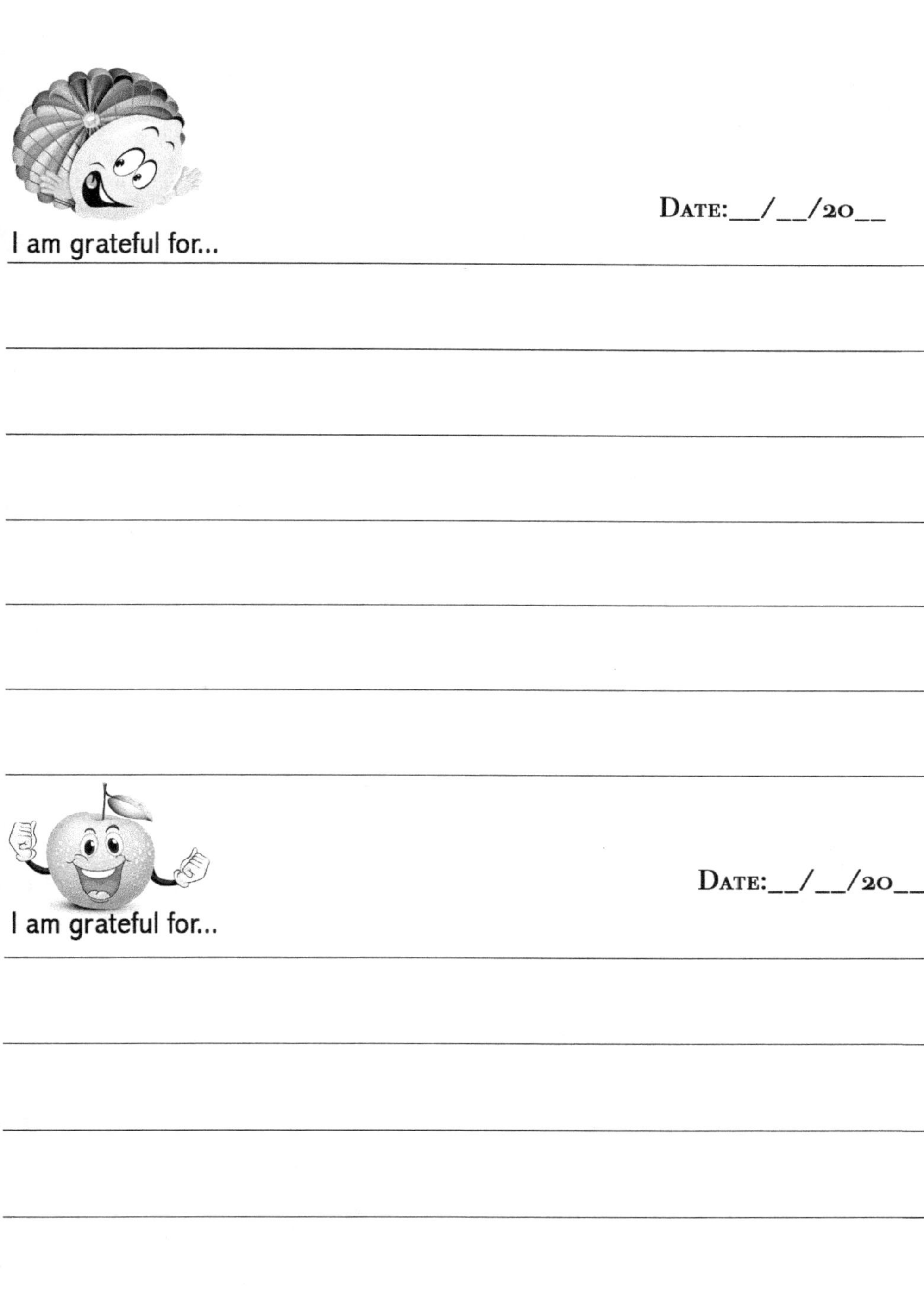

DATE:__/__/20__

I am grateful for...

DATE:__/__/20__

I am grateful for...

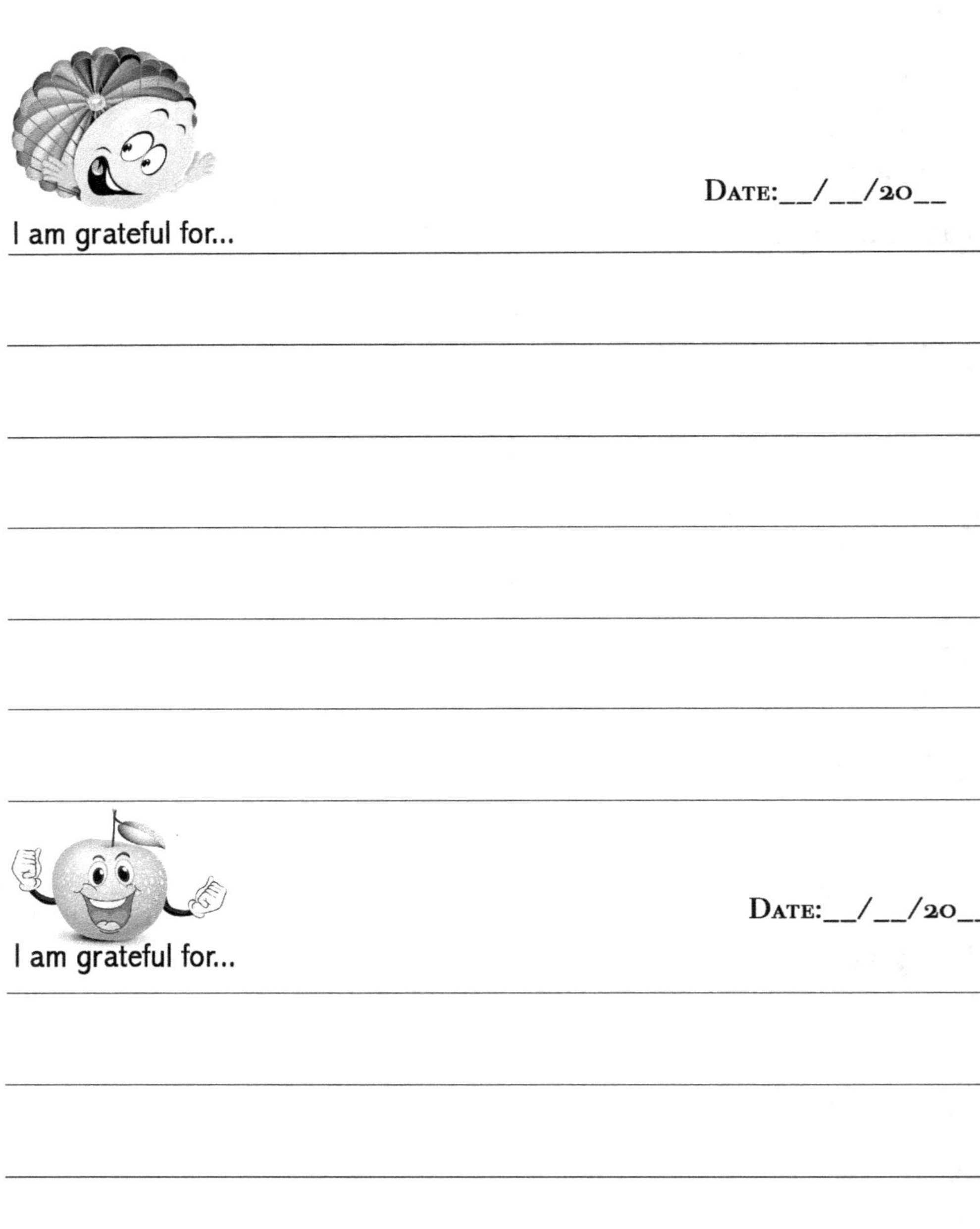

I am grateful for...

Date:__/__/20__

I am grateful for...

Date:__/__/20__

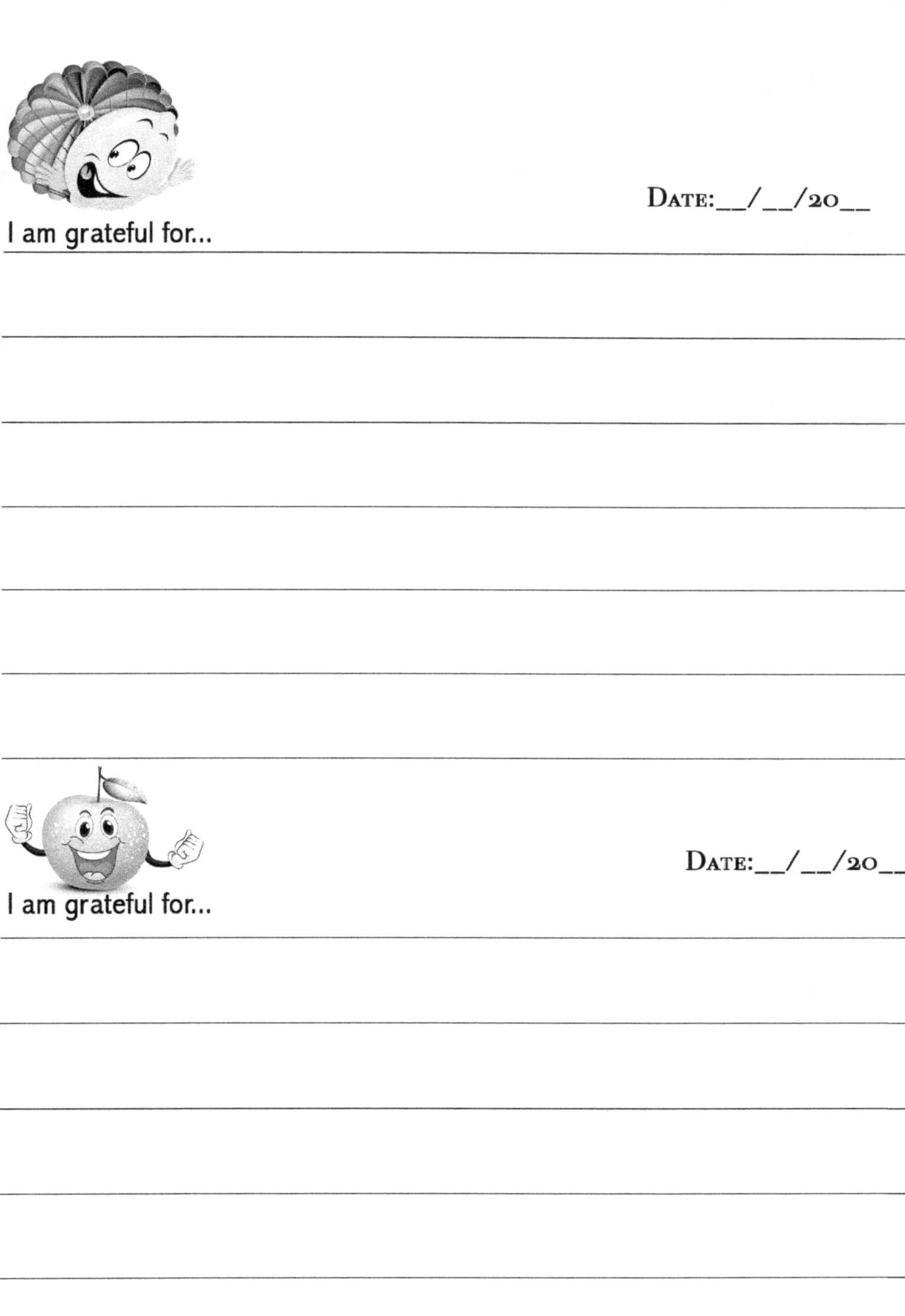

I am grateful for...

Date:__/__/20__

I am grateful for...

Date:__/__/20__

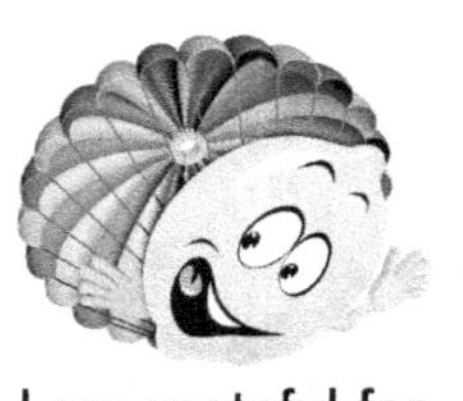

DATE:__/__/20__

I am grateful for...

DATE:__/__/20__

I am grateful for...

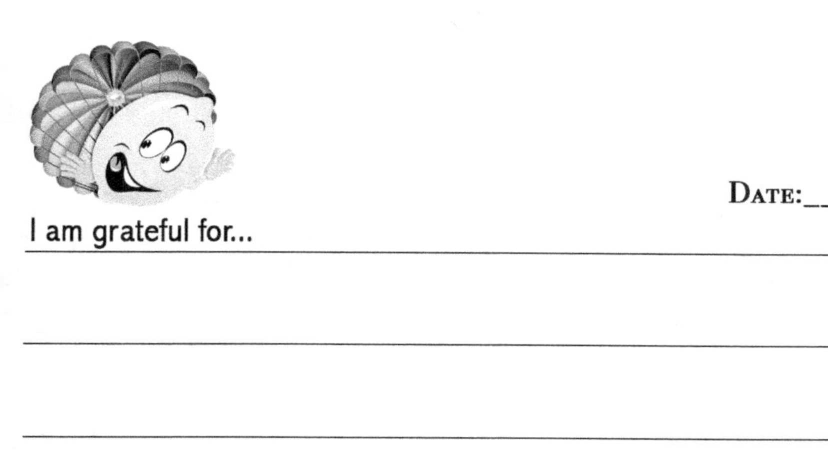

I am grateful for...

DATE:__/__/20__

I am grateful for...

DATE:__/__/20__

I am grateful for...

____

____

____

____

____

____

I am grateful for...

____

____

____

____

____

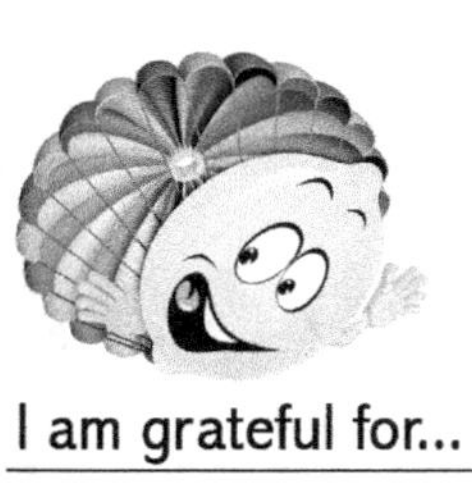

I am grateful for...

DATE:__/__/20__

I am grateful for...

DATE:__/__/20__

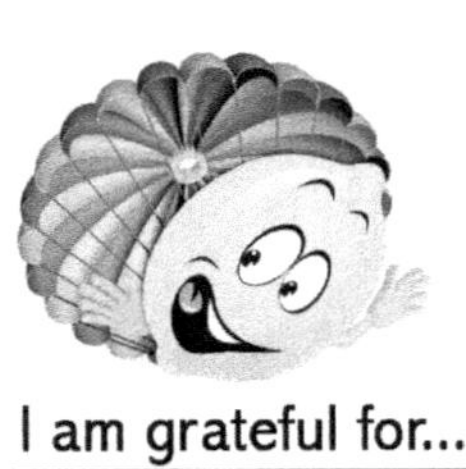

I am grateful for...

I am grateful for...

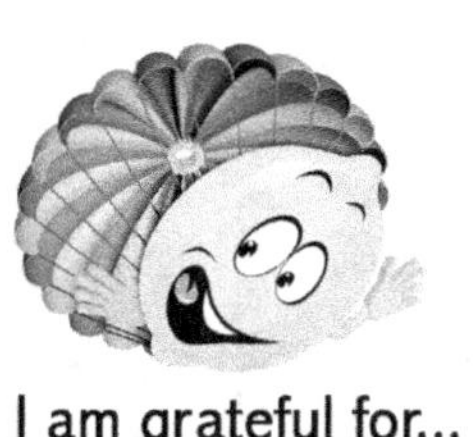

I am grateful for...

I am grateful for...

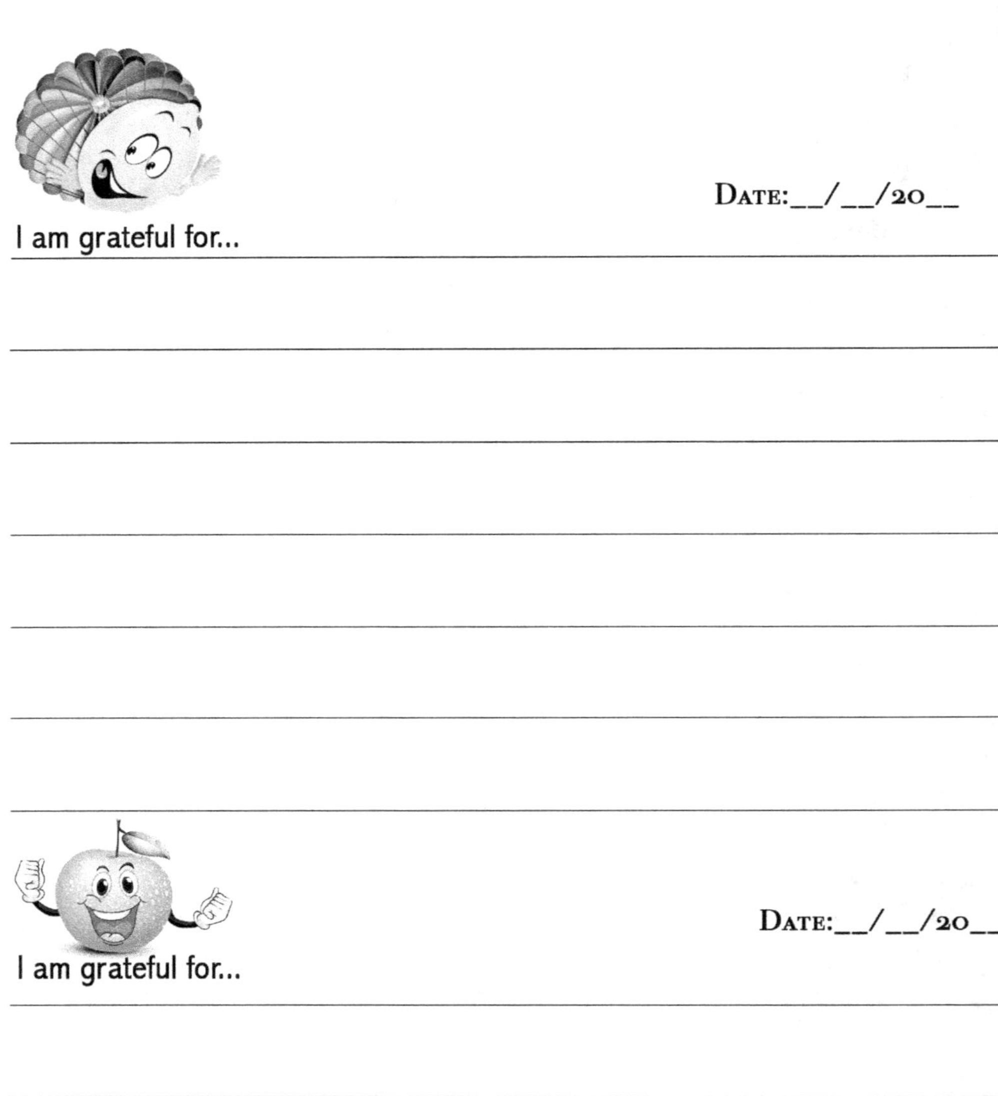

I am grateful for...
DATE:__/__/20__
I am grateful for...
DATE:__/__/20__

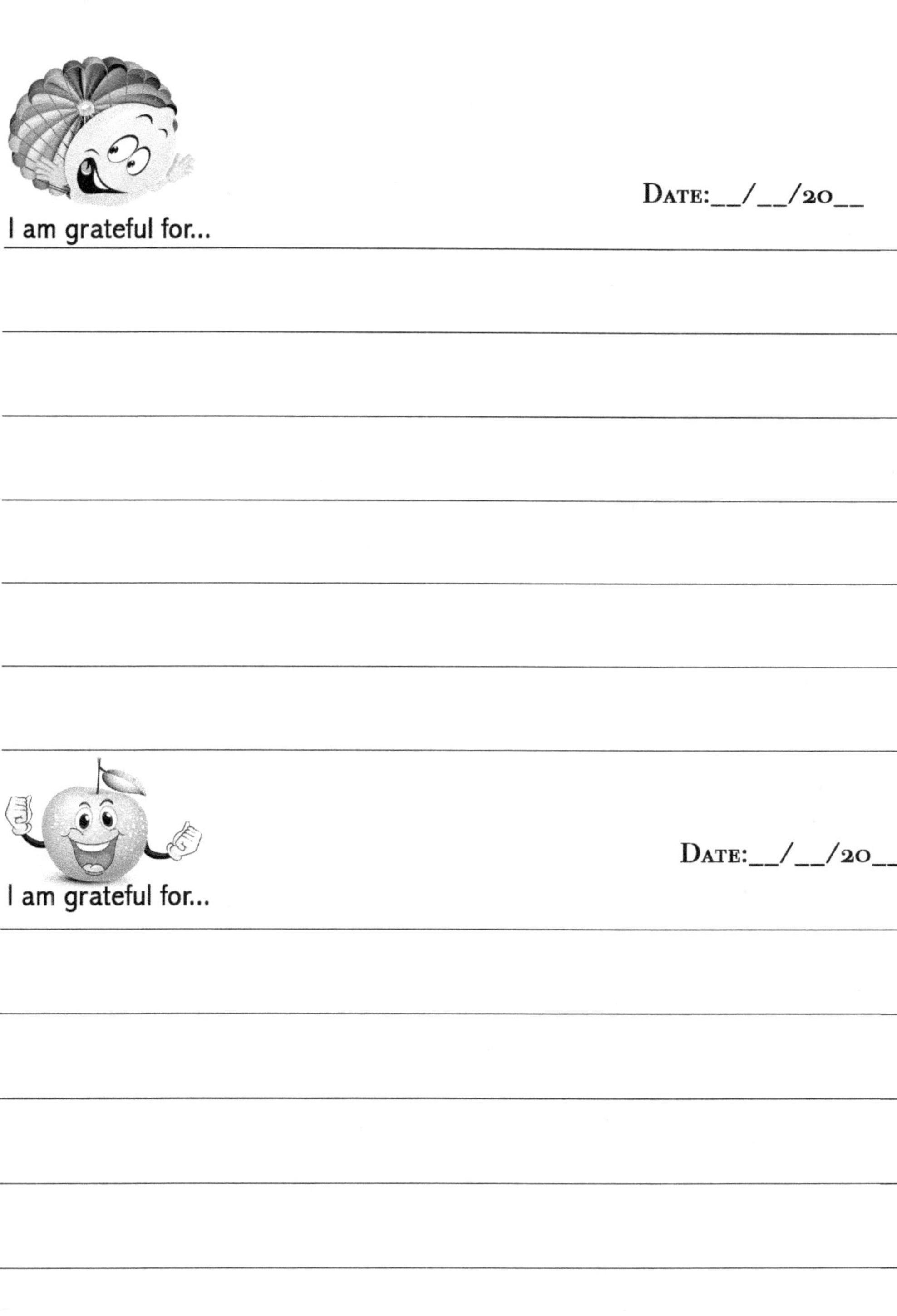

I am grateful for...

I am grateful for...

I am grateful for...

I am grateful for...

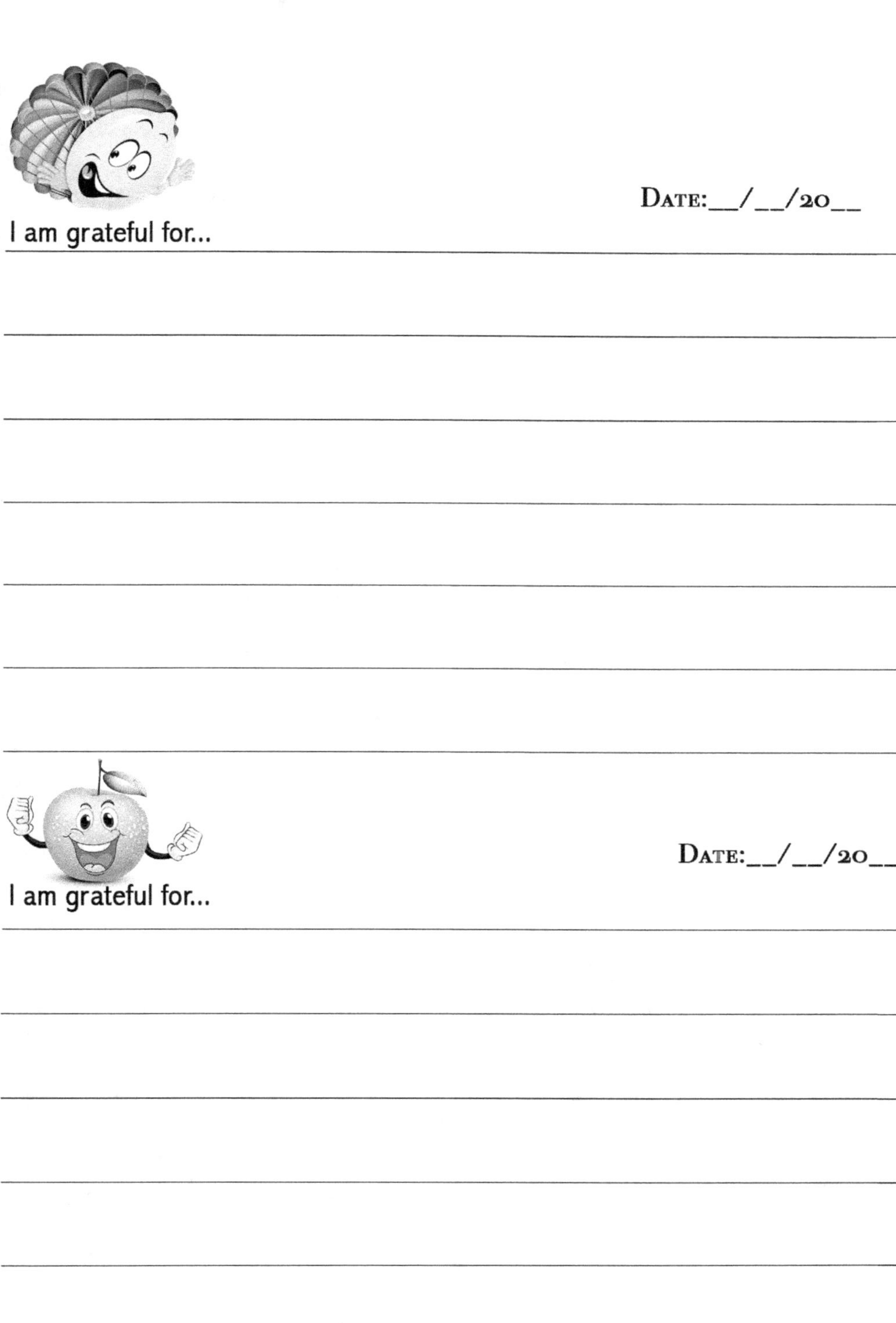

I am grateful for...

I am grateful for...

I am grateful for...

Date:__/__/20__

I am grateful for...

Date:__/__/20__

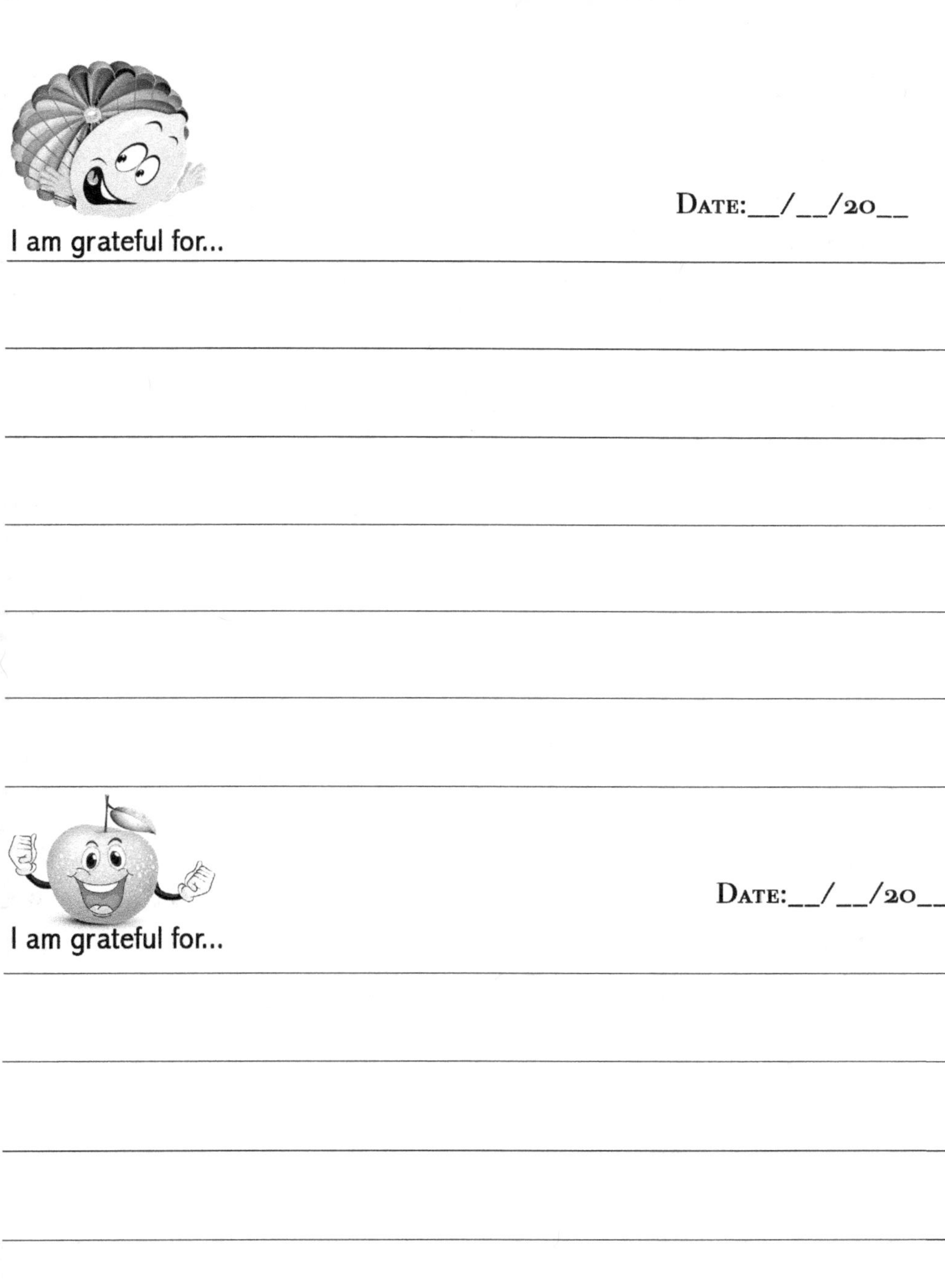
I am grateful for...
Date:__/__/20__
I am grateful for...
Date:__/__/20__

I am grateful for...

I am grateful for...

I am grateful for...

DATE:__/__/20__

I am grateful for...

DATE:__/__/20__

I am grateful for...

I am grateful for...

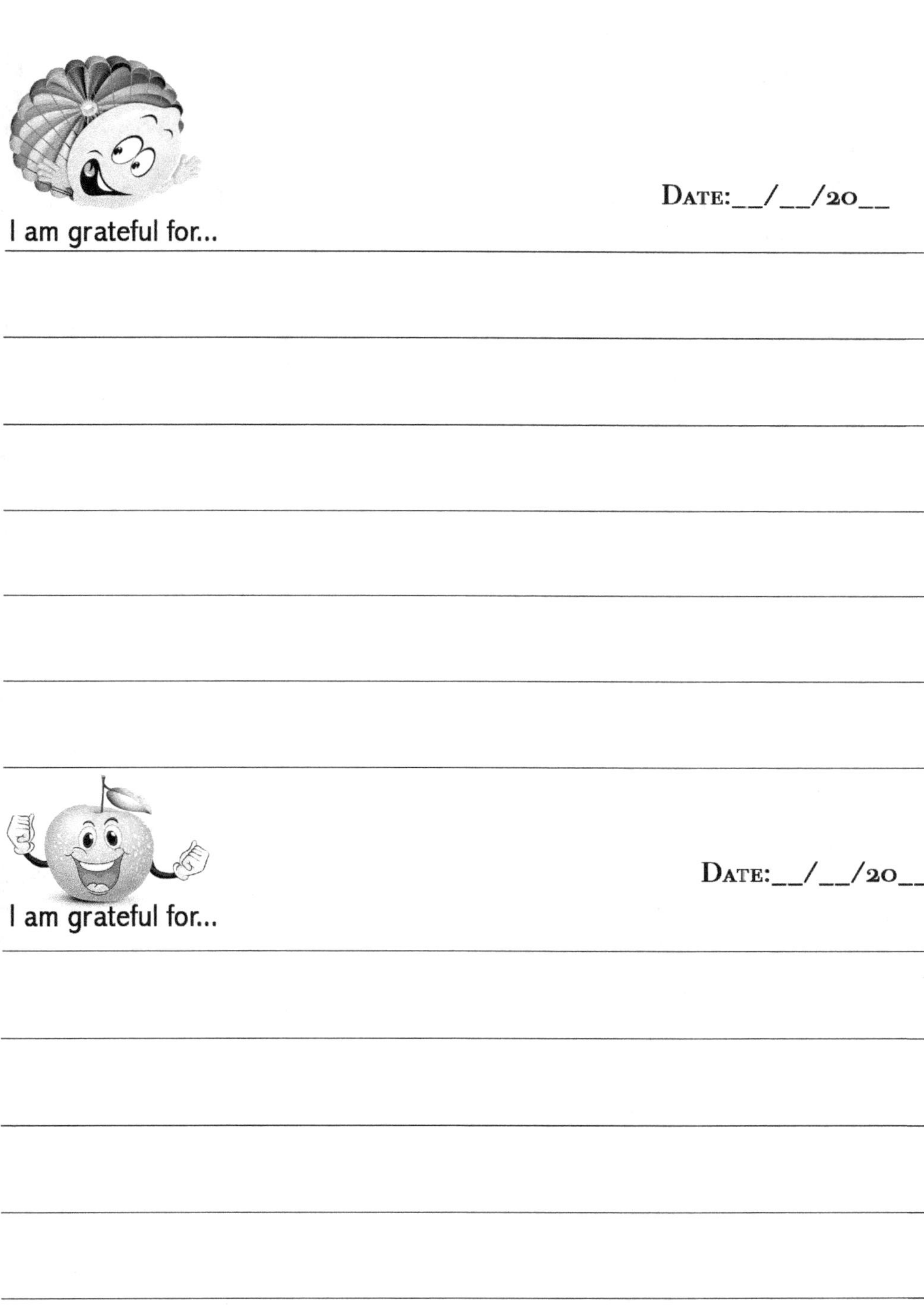

I am grateful for...
Date:__/__/20__
I am grateful for...
Date:__/__/20__

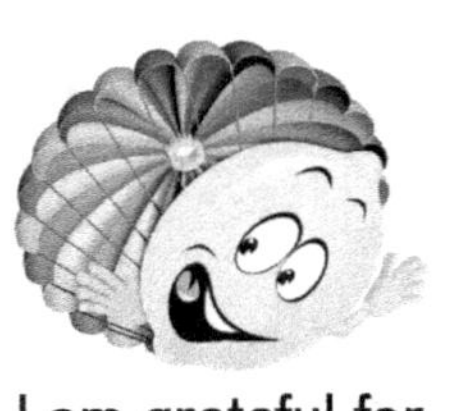

I am grateful for...

I am grateful for...

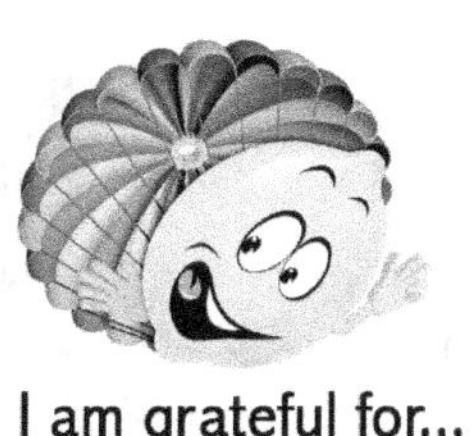

I am grateful for...

DATE:__/__/20__

I am grateful for...

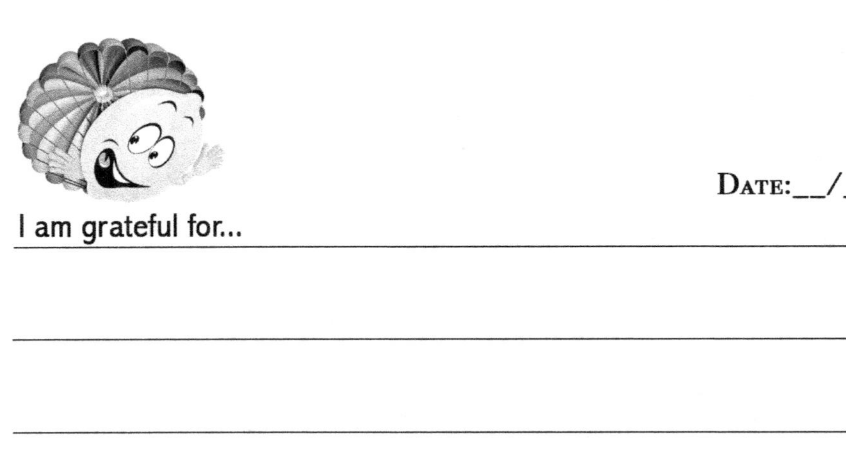

DATE:__/__/20__

DATE:__/__/20__

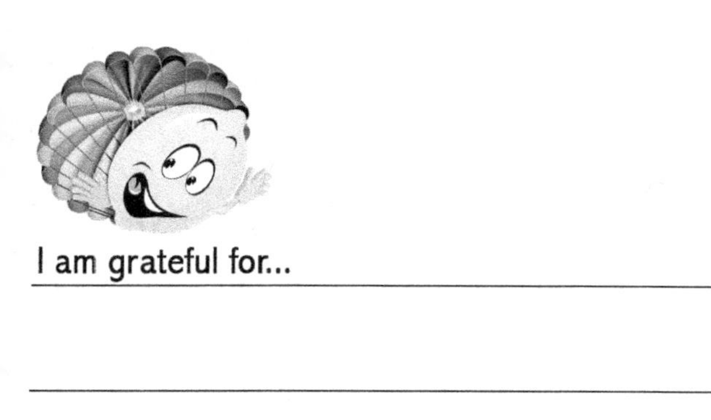

DATE:__/__/20__

I am grateful for...

DATE:__/__/20__

I am grateful for...

I am grateful for...

Date:__/__/20__

I am grateful for...

Date:__/__/20__

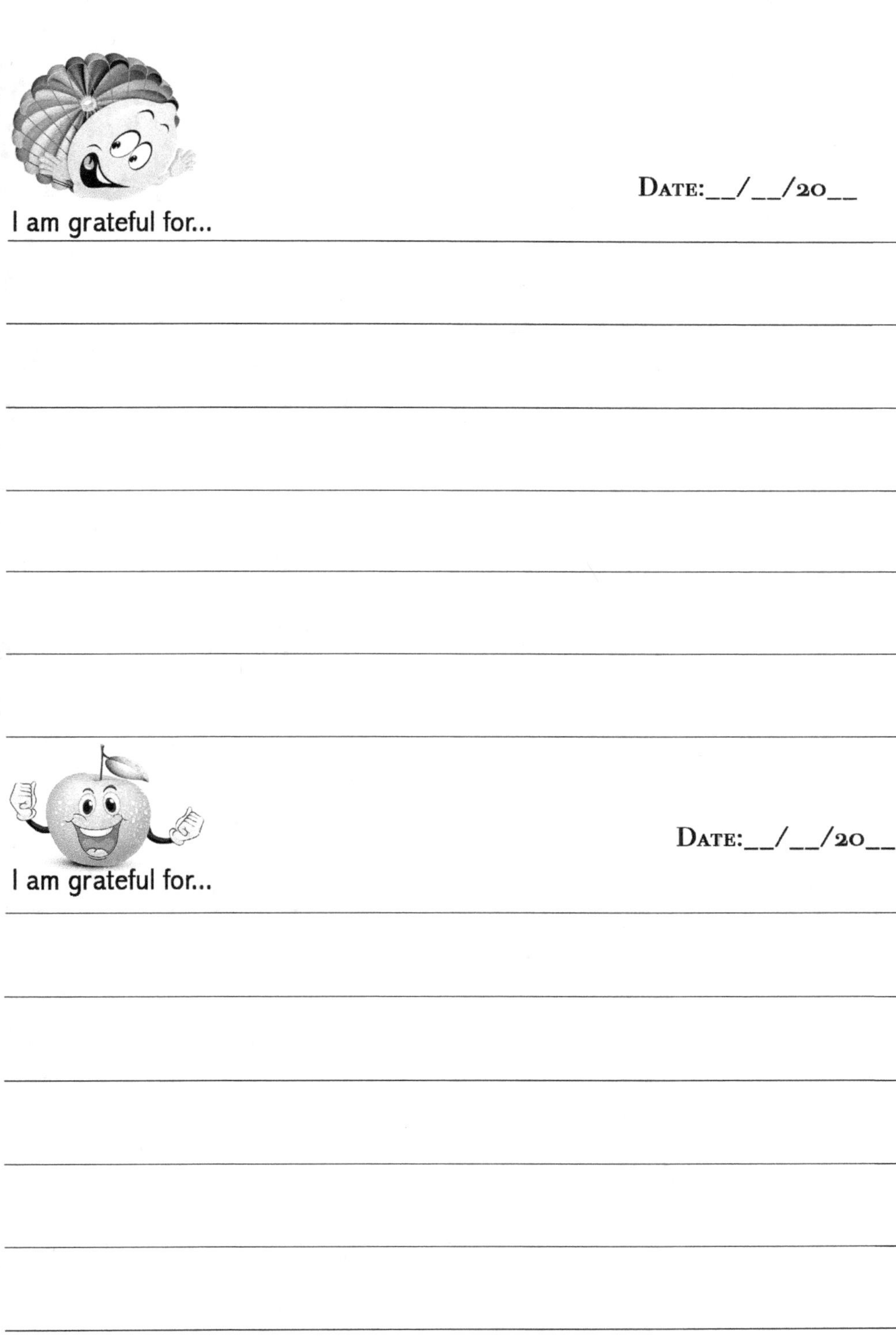

Date:__/__/20__

I am grateful for...

Date:__/__/20__

I am grateful for...

I am grateful for...

I am grateful for...

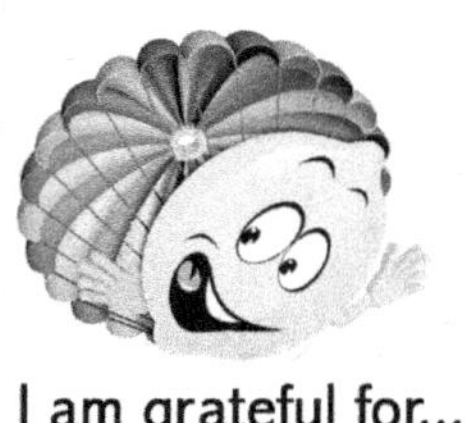

I am grateful for...

Date:__ /__ /20__

I am grateful for...

Date:__ /__ /20__

I am grateful for...

I am grateful for...

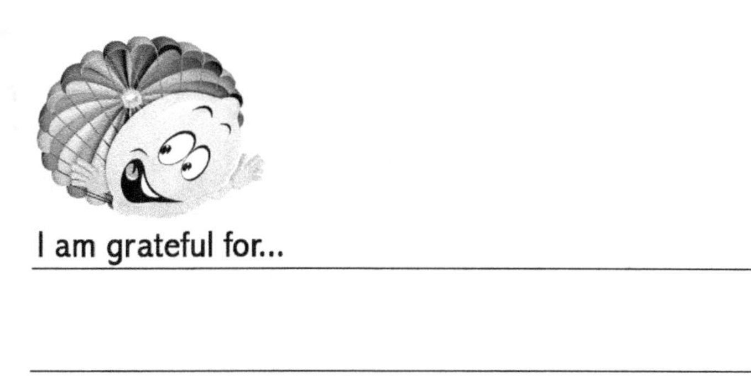

Date:__/__/20__
I am grateful for...

Date:__/__/20__
I am grateful for...

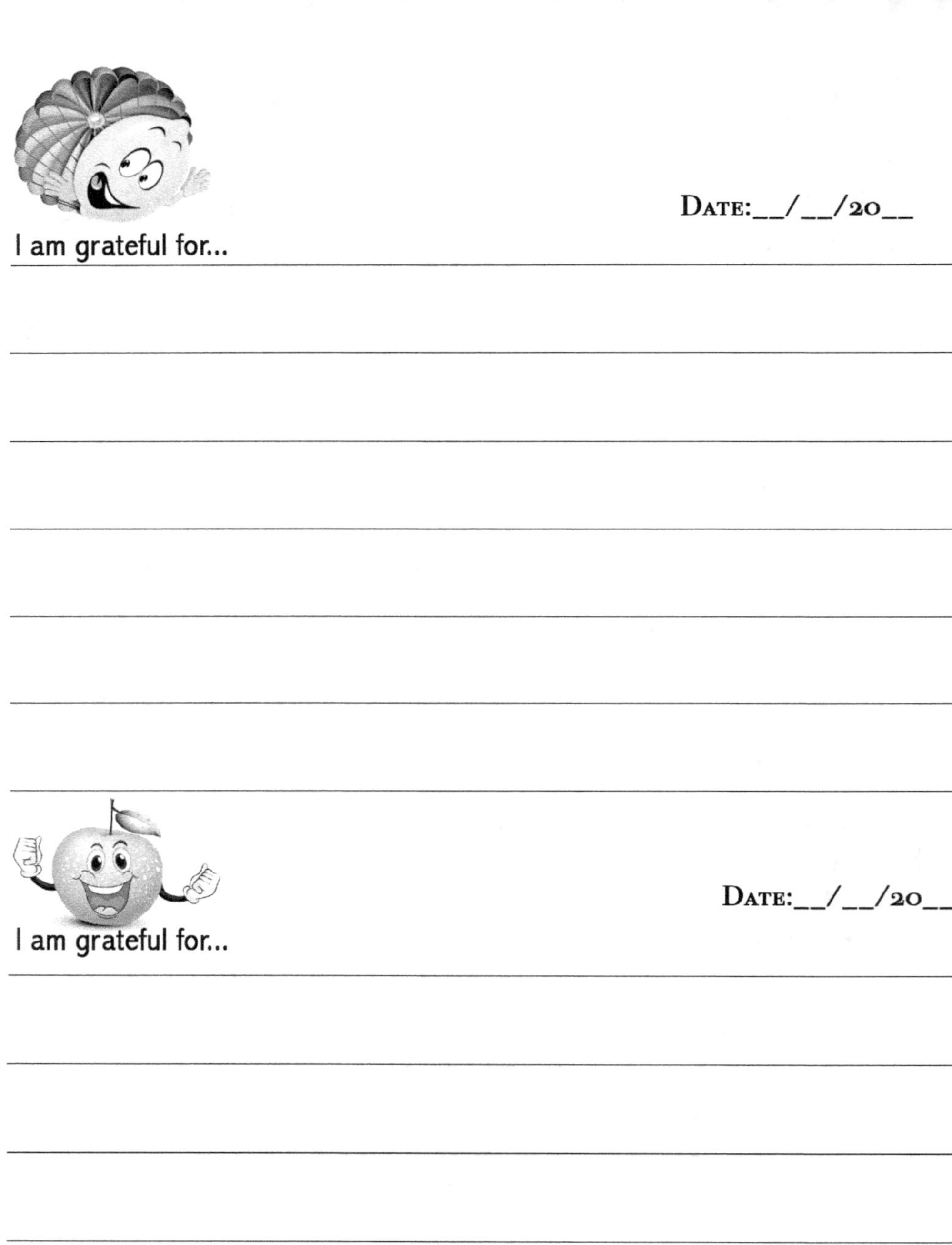

I am grateful for...

Date:__/__/20__

I am grateful for...

Date:__/__/20__

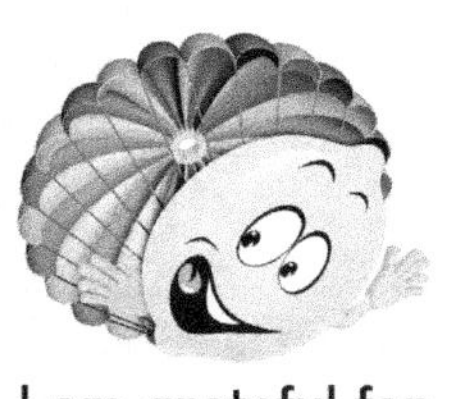

I am grateful for...

I am grateful for...

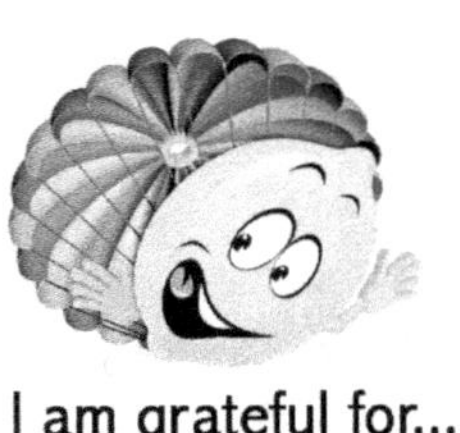

I am grateful for...

Date:__/__/20__

I am grateful for...

Date:__/__/20__

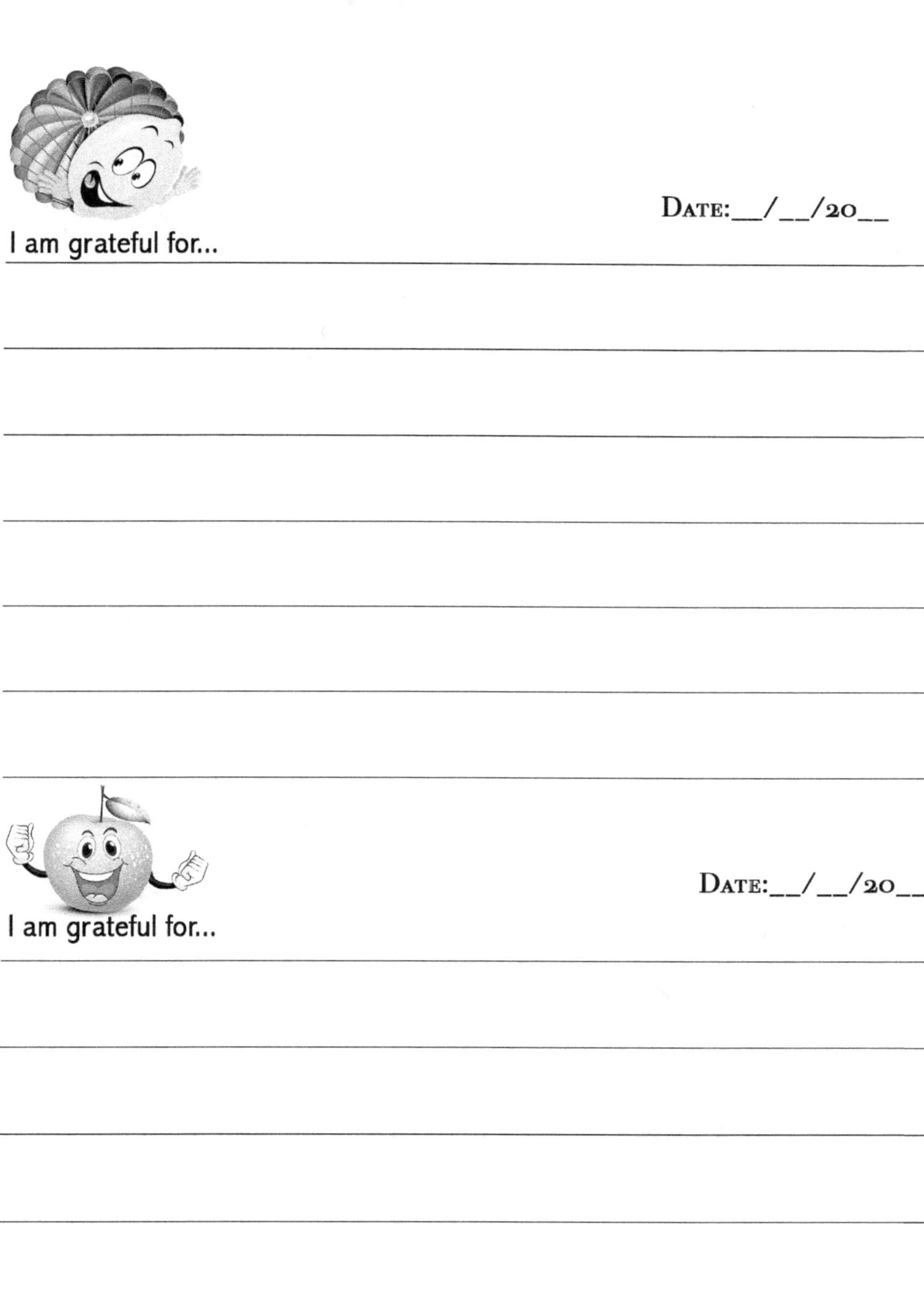

I am grateful for...

I am grateful for...

I am grateful for...

I am grateful for...